論より証拠の
漢方処方

編著 髙山 真
東北大学病院総合地域医療教育支援部・漢方内科 准教授

序 文

　2014年にはかかりつけ医の92.7%が漢方薬を処方し診療を行っていると報告されており[1]，一般診療において漢方薬処方が増加し，漢方は臨床上重要な位置を占めていることが示されています。東北大学病院総合診療科でも2016〜2017年の新患の14%に漢方薬が処方され，その半数以上は症状が軽減していました[2]。総合診療外来では，器質的疾患を除外した後に漢方薬が処方されることが多いという傾向もありました。このように，一般外来や総合診療外来で広く漢方薬が処方されるようになってきています。

　2001年の医学教育モデル・コア・カリキュラムの改訂後よりすべての医学部で漢方の授業が取り入れられるようになりましたが，医師になってから実際に処方する際には知識が処方に結び付きにくいのが実状のようです。東北地方の基幹病院にご協力いただき，初期研修医を対象にアンケート調査を実施したところ，64%は初期研修中に漢方薬処方の経験があり，74%が研修中の漢方の学習を希望していました。処方経験のない研修医は，漢方についての理解不足を理由に挙げていました[3]。いつも，研修医の先生方から，「漢方薬を処方したいのですが，よくわからなくて……」と相談をいただき，「この患者さんに，まずはどの漢方薬を処方したらいいですかね？」と一緒に考え，診療をしながらともに学んでいます。

　本書では，あまり漢方に馴染みのない先生方を対象に内容をまとめました。目の前の患者さんに漢方薬を処方しようと考えた時に，外来で簡単に読みながら勉強できるように工夫しました。思考のプロセスは，西洋医学の知識を得る際の流れに合うように心がけています。以下の流れでページを構成しました。

①まずは，論より証拠から！ 症状や病態に対する漢方薬処方の臨床研究を紹介し，それを参考に処方してみた症例の提示
②既報を参考に処方しただけでは改善しないこともあり，次に行う処方の変更もしくは追加を提示
③該当する症状や病態について複数の臨床研究報告があれば，その紹介
④漢方薬の作用機序についても，現段階で報告されているものを可能な範囲で紹介
⑤漢方薬を処方する際の注意点や副作用を紹介

全体として，漢方的な概念に多くは触れず，臨床・基礎研究と漢方薬という視点で処方の選択を進め，コラムで漢方についての臨床経験や豆知識を入れて広がりを持たせました。また，本書には災害時の漢方治療の応用なども盛り込まれています。読者のみなさんが本書により漢方に興味を持ち，次に本格的な漢方医学の学習にステップアップされることを心から期待しています。

（本書では，製薬会社ごとに漢方薬の組成・性状，用法・用量が異なることから，一般的な例として漢方薬の用法・用量を記載しています。各社の詳細につきましては，添付文書をご確認下さい）

参考文献

1) 大西洋子, 他：日臨内科医会誌. 2014；29（2）：284-9.
2) 高山　真, 他：東北大学病院総合診療科を受診し漢方治療を行った症例の特徴と経過. 第9回日本プライマリ・ケア連合学会2018学術大会発表.
3) Takayama S, et al：Tohoku J Exp Med. 2016；240（3）：235-42.

2018年3月　　髙山　真

本書の説明

石井　正

　東北大学病院総合診療科では，特定の臓器に限らず，診断のついていない様々な症状や健康問題を有する患者さんや，複数の病院や医療機関を受診されても症状が改善しないために，どの診療科に相談したらよいかわからずに困っている患者さんの診療を行っています。頭痛，胸部の症状（胸痛，動悸，呼吸困難など），腹部の症状（腹痛，腹部膨満感，腹部異和感など），消化器の症状（嘔気，下痢，便秘など），腰痛，関節痛，全身倦怠感，めまい，しびれ，不眠，ほてり，脱力などの症状を持つ方が多いです。まず患者さんのお話（病歴）を詳細に聞き，引き続いて身体の診察や必要と考えられる検査を行い，症状の「真相（＝診断）」を追求しますが，それでもなかなか診断がつかなかったり，あるいは診断がついたとしても，標準的な西洋医学的治療では症状緩和効果の乏しい方も中にはいらっしゃいます。

　そのような場合，東北大学病院「総合地域医療教育支援部」の中で総合診療科と一体的に活動している漢方内科において，いったん西洋医学的アプローチから離れ，それとは異なる観点でアプローチする東洋医学的診察を行い，得られた知見に則って漢方薬を処方すると，大きな症状緩和が得られることがよくあります。このように東北大学病院では，総合診療と漢方内科診療が互いに深く連携しながら，患者さんにとってより良い診療を提供できるよう日々努力しています。

　東北大学漢方内科のスタッフでもある本書の執筆陣は，このように「漢方内科」の殻にこもらず日常的に「総合診療」のフィールドにも積極的に関与し診療を行うので，西洋医学的な疾患に対応した漢方薬の選択についての豊富なノウハウがあります。

　それだけでなくこれらの経験則に基づいたクリニカルクエスチョンから，様々な基礎的研究や臨床研究を行い，多くの漢方薬効能における西洋医学的見地に立ったエビデンスを見出し，論文発表しています。

　本書では，これまで見出された様々な漢方診療における西洋医学的エビデンスも含めて，症状，疾患領域別に紹介します。本書を読めば，これまでなぜ効くのかよくわからなかった漢方薬のうち，きちんと西洋医学的エビデンスに裏づけされたものがいろいろあることがわかり，きっと「なるほどそのような機序が証明されているなら使ってみよう」とストンと腹に落ちることでしょう。ぜひ，総合診療だけでなく他の診療科においても，漢方薬を使うときのガイドブックにして頂ければと存じます。

目次

第1部 漢方処方におけるEBM — **1**

EBMと診療ガイドライン ——————————— **1**

診療ガイドラインと漢方薬 ——————————— **4**

第2部 各疾患と漢方薬のエビデンス — **14**

1 呼吸器疾患

感冒・インフルエンザ ——————————— **14**

気管支炎，咳嗽 ——————————— **22**

2 消化器疾患

感染性胃腸炎 ——————————— **30**

機能性ディスペプシア ——————————— **33**

過敏性腸症候群 ——————————— **38**

便秘・イレウス ——————————— **42**

3 循環器疾患

高血圧 ——————————— **48**

低血圧症，めまい ——————————— **53**

動　悸 ——————————— **58**

4 婦人科疾患

頭　痛 ——————————— **61**

肩こり ——————————— **67**

ホットフラッシュ ——————————— **71**

冷え症 ——————————— **76**

5 老年期疾患，認知症

認知症の周辺症状ないし行動・心理症状 ——————— **81**

認知症の中核症状 ————————————————— **86**

誤嚥性肺炎の再発予防 —————————————— **90**

6 精神・行動異常

不　眠 ——————————————————————— **95**

心的外傷後ストレス障害 ————————————— **102**

7 耳鼻咽喉科疾患

アレルギー性鼻炎 ——————————————————— **108**

口内炎 ——————————————————————— **112**

咽喉頭異常感 ————————————————————— **116**

8 皮膚科・形成外科疾患

疣　贅 ——————————————————————— **120**

褥　瘡 ——————————————————————— **125**

9 眼科疾患

麦粒腫 ——————————————————————— **129**

10 整形外科疾患

変形性膝関節症 ——————————————————— **132**

筋肉痛，ぎっくり腰 ————————————————— **136**

11 応用編

小児科疾患 ————————————————————— **139**

災害時における漢方薬 —————————————— **142**

第3部　漢方薬と生薬　　151

生　薬 ——————————————————————— 151

漢方薬 ——————————————————————— 154

注意点 ——————————————————————— 157

- 漢方薬・構成生薬一覧表 ————————————————— 164
- 索　引 —————————————————————————— 171

コラム

漢方製剤の実薬と偽薬の問題 ——————————————— 12

小児への五苓散投与の工夫 ———————————————— 32

胃食道逆流症に対する漢方薬とPPIの併用は？ ——————— 37

大建中湯処方のコツ ——————————————————— 40

FDとIBSの合併 ————————————————————— 41

腎臓病と漢方 —————————————————————— 51

低血圧＋冷え，めまい，耳鳴り，頭痛など —————————— 56

五臓と抑肝散 —————————————————————— 85

遠　志 ————————————————————————— 89

エヘン虫と嚥下機能 ——————————————————— 94

ブシ末と疼痛管理 ———————————————————— 135

統合医療（integrative medicine） ———————————— 156

海外製の「漢方薬」？ ——————————————————— 163

執筆者一覧

編著者

髙山　真　　東北大学病院総合地域医療教育支援部・漢方内科　准教授

執筆者（執筆順）

石井　正　　東北大学病院総合地域医療教育支援部・漢方内科　教授

金子聡一郎　東北大学病院総合地域医療教育支援部・漢方内科　助教

菊地章子　　東北大学病院総合地域医療教育支援部・漢方内科　助教

鈴木聡子　　東北大学病院総合地域医療教育支援部・漢方内科

沼田健裕　　東北大学病院総合地域医療教育支援部・漢方内科　助教

佐々木浩代　東北大学病院総合地域医療教育支援部・漢方内科

齊藤奈津美　東北大学病院総合地域医療教育支援部・漢方内科

大澤　稔　　東北大学病院総合地域医療教育支援部・漢方内科　助教

有田龍太郎　東北大学病院総合地域医療教育支援部・漢方内科

西川　仁　　かくだ耳鼻咽喉科クリニック　院長

池野由佳　　医療法人社団いけの医院　副院長

小島三千代　東北労災病院小児科　非常勤

第**1**部 ● 漢方処方におけるEBM

EBMと診療ガイドライン

金子聡一郎

　最近，科学的根拠に基づく医療（evidence-based medicine：EBM）という用語をよく耳にするようになりました。しかし，「EBM？　聞いたことはあるけど，その中身まではよく知らない」という方も少なくないかもしれません。まずはEBMとは何かを簡単に説明したいと思います。

よくある誤解，EBM＝エビデンスではありません

　EBMと聞いて，「臨床研究の結果に基づいた医療」「科学的に証明された根拠に基づく医療」とイメージしてしまい，それゆえに，「evidence（エビデンス：科学的根拠）がすべて」と誤解をしてしまっている方も多いかもしれません。しかし，実際はEBM＝evidenceではなく，

　　EBM $\ni$ evidence

と記したほうがより正確な表現に近いかもしれません。これは，数式記号を用いた集合・論理で「evidenceはEBMの要素である」という意味になり，「EBMはevidenceがすべてではない」と言い換えることができます。では，EBMとは何なのでしょうか？

医療者の臨床経験を否定するものではありません

　EBM「科学的根拠に基づく医療」を実践するということは，現在，利用可能な最も信頼できる情報を用いて目の前の患者にとって最善の治療を決定することを意味します。その決定のための要素は**図1**のように表現され，それぞれの要素を記述すると，

　①患者の病状と周囲を取り巻く環境

　②患者の好みと行動

　③エビデンス

　④医療者の臨床経験

となります[1]。前述しましたが，これからもエビデンスは，EBMのひとつの要素にすぎず，エビデンスだけですべてが決まるわけではないことがよくわかります。また，EBMと聞くと「医療者の臨床経験を否定するもの」と誤解されていることがあるようですが，「医療者の臨床経験」も大切なEBMの要素のひとつであることが図1から理解できます。

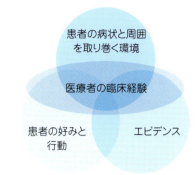

図1 ▶ EBMを用いた診療決定モデル
（文献1より引用）

診療ガイドラインの誤解

診療ガイドラインもEBMと同様の誤解を受けているかもしれません。「ガイドラインに載っていない治療法など使用するべきではない」，この言葉の意味だけを解釈すると，その発言には診療ガイドラインに対する誤解が存在すると考えられます。

診療ガイドラインとは，

> 診療上の重要度の高い医療行為について，エビデンスのシステマティックレビューとその総体評価，益と害のバランスなどを考慮して，患者と医療者の意思決定を支援するために最適と考えられる推奨を提示する文書

と定義づけられています[2]。つまり，診療ガイドラインとは，臨床現場における判断材料のひとつであり，それを利用しながら患者と主治医が協働することにより意思決定を行っていきます。診療ガイドラインもEBMと同様，「医療者の経験」を否定するものではありません。

診療ガイドラインと漢方薬治療

「診療ガイドラインに掲載されてはいないが，経験的に効果が期待できるから漢方薬治療を行う」という考え方は基本的には間違っていません。それは，臨床経験に基づく治療法の選択と考えることができるからです。しかし，やはりそこにエビデンスが存在し，かつ患者の希望や環境を考慮した上で最善の治療として漢方薬治療が選択できるに越したことはありません。そのためには，やはり，漢方薬治療が診療ガイドラインに治療法のひとつとして掲載されている必要があります。そこで，現時点で，

漢方薬治療が診療ガイドラインにどれくらい掲載されているか？という疑問が浮かびますが，それについては，この後で示します（☞6頁）。

漢方薬治療が診療ガイドラインに掲載されるには

では，ある治療法が診療ガイドラインに掲載されるにはどうすればよいのでしょう？　診療ガイドラインを作成するにあたり，やはり，その治療法に関するメタアナリシス（MA）[注] の存在は強力であり，ある治療法に関するMAが存在した場合，診療ガイドラインにその治療法が掲載される可能性は非常に高くなります。また，そのMAには，質の高いランダム化比較試験（randomized controlled trial：RCT）が求められ，さらにそれには，一定の参加条件を満たした参加者に画一的な介入を行うことが求められることが多くなります。

漢方薬治療が診療ガイドラインに掲載される場合も同様の手順が求められます。しかし，漢方医学には「同病異治」，同じ病気（症状）であっても，状態（鑑別）が異なれば治療法が異なるという意味の言葉が存在するほど，患者の状態を細部にわたり鑑別し，それぞれの状態に対し治療を行っていきます。そのようなテイラーメイド医療の側面が強くある治療法は，同じ条件の症例を数多く集めることが困難であることが多いです。その他にも様々な要素が存在し，漢方薬治療が診療ガイドラインに掲載されるには多くの困難を伴います。

本書では，そのような困難の中，多大な苦労と努力の結果から示されたエビデンスを可能な限り示していくつもりです。「漢方診療ガイドライン」とまではいかなくとも，みなさまの診療に漢方薬を加えるときの一助となれば，と思います。

注：同じテーマの複数の論文を集めて統合し，統計学的に解析を行う研究方法のこと，ここで言う「統合」とは，データを抽出し，統計学的手法を使ってひとつにまとめることを意味する[3]。

参考文献

1) Haynes RB, et al：BMJ. 2002；324（7350）：1350.
2) 福井次矢, 他, 監：Minds 診療ガイドライン作成の手引き2014. 医学書院, 2014, p3.
3) 野口善令, 他：はじめてのメタアナリシス. 健康医療評価研究機構, 2012.

第**1**部 ● 漢方処方におけるEBM

診療ガイドラインと漢方薬

髙山　真

　診療ガイドラインの作成にあたり，近年では，議論のもととなる臨床的課題を取り上げて関連する臨床研究論文を集めて内容を吟味し，医療行為がもたらす益と害のバランスを評価し，作成グループ内の意見などが集約されて推奨のレベルが決められるようになってきました。西洋医学と漢方医学に共通する点として，世の中すべての疾患，症状に対する臨床研究が既に行われているわけではないことを理解しつつ，臨床的課題が解決されない場合があることも念頭に置く必要があります。

　参考として，過去5年（2012年以降）の国内の診療ガイドラインで漢方薬について触れられており，エビデンスの質や推奨度が記載されているものの一部を**表1**にまとめました。いくつかの診療ガイドラインでは，治療介入の効果だけではなく有害事象にも触れています。まとめた28件の診療ガイドラインは半分以上がEBM普及推進事業Mindsを参考に作成され，多くは臨床的課題を初めに設定し，該当する研究を検索し，論文を吟味した後エビデンスの質を決めて推奨度を設定しています。

　漢方薬の視点からこれらの診療ガイドラインを見てみると，一般診療でよく用いられる六君子湯は上部消化管症状に対しての評価対象となっており理解がしやすいです。一方で補中益気湯はアトピー性皮膚炎や痒疹，男性不妊，腹圧性尿失禁など様々な病態に対して研究がなされています。牛車腎気丸についても，過活動膀胱に関する研究から神経障害性疼痛，続発性リンパ浮腫，老人性皮膚瘙痒症までと幅広く，このあたりをみると，単純に特定の疾患や症状に効果が期待できる側面と，漢方薬が多成分系薬剤である特徴を活かした応用的な側面の2つがあることがわかってきます。

　診療ガイドライン，臨床研究と治療介入の関係を考える際には，対象となる疾患，症状に対する医学的背景が重要となります。たとえば，希少疾患を対象とした臨床研究では患者数が少ないために比較対照を設定したRCTは行いにくいという問題点があります。結果的に，質の高い比較研究は少なくなります。また，難治性疾患を対象とした場合，治療方法が確立していない領域には新たな治療法の可能性として漢方薬

による治療も検討となりうる可能性があります。研究デザインの面からは，できる限り信頼性の高いRCTや二重盲検RCTが行われるのが望ましいのですが，臨床的にRCTが難しい場合や偽薬がないために二重盲検RCTが行えない場合もあります。最近では，薬剤の有効性や安全性だけではなく入院期間短縮や薬剤費用など医療経済面からのアプローチも進んできています。患者さんの視点からは，既存の西洋薬がアレルギーなどで使用できない場合に代替として漢方薬を選択することもあります。

　本来，漢方薬治療は漢方診断のもと行うため，西洋医学診断に対して漢方薬治療を行うプロセス自体が妥当なものであるかも明確にはなっていません。現行のRCTなどに代表される研究デザインで行った結果の解釈に，複数患者の平均と個別医療の間での限界が生じることにも理解が必要です。

　最後に，過去に行われてきた漢方薬を用いた臨床研究は数多くありますが，研究が行われた時代によって研究に対する考え方や手続きも異なっており，現在とまったく同じ物差しで過去の研究を評価するのが難しいという問題があります。既報が不十分な研究デザインで行われたり，公表のプロセスが不明であったり，利害関係の開示がなかったりなど現在の視点から見ると不十分に見えることも多々あり，本書で取り上げた研究にも一部それに当たるものがあります。適正な手続きを踏んで質の高い研究により明らかにしたい事象がある際には，類似の報告があっても再度臨床研究を行う必要があるかもしれません。

表1 ▶ 漢方薬についてエビデンスレベルと推奨度が記載されている過去5年の国内診療ガイドライン

診療ガイドライン	クリニカルクエスチョン	対象疾患,症状	漢方薬	エビデンス（レベル）に関する記載
尋常性痤瘡治療ガイドライン2016（日本皮膚科学会ガイドライン）	炎症性皮疹に漢方は有効か？	ざ瘡（炎症性皮疹）	荊芥連翹湯，清上防風湯，十味敗毒湯，黄連解毒湯，温清飲，温経湯，桂枝茯苓丸	非RCTなど／記述研究など（黄連解毒湯，十味敗毒湯，荊芥連翹湯，清上防風湯）記述研究など（温清飲，温経湯，桂枝茯苓丸）
	面皰に漢方は有効か？	ざ瘡（面皰）	荊芥連翹湯，黄連解毒湯，十味敗毒湯，桂枝茯苓丸	なし
アトピー性皮膚炎診療ガイドライン2016年版（日本皮膚科学会ガイドライン）	アトピー性皮膚炎の治療に漢方療法は有用か？	アトピー性皮膚炎	消風散，補中益気湯	低い：結果を支持する研究があるが十分ではないため，今後研究が行われた場合に結果が大きく変化する可能性がある
汎発性皮膚瘙痒症診療ガイドライン	漢方薬は皮膚瘙痒症に有効か？	皮膚瘙痒症	当帰飲子，黄連解毒湯，温清飲	1つ以上のRCTによる記述研究（症例報告や症例集積研究による）
		老人性皮膚瘙痒症	黄連解毒湯，牛車腎気丸，当帰飲子，八味地黄丸，六味丸	1つ以上のRCTによる
慢性痒疹診療ガイドライン	漢方薬は慢性痒疹に有効か？	慢性痒疹または亜急性痒疹	大柴胡湯加減，黄連解毒湯，四物湯，補中益気湯，温清飲，柴苓湯，越婢加朮湯	記述研究（症例報告や症例集積研究による）
全身性強皮症診療ガイドライン	六君子湯は上部消化管の症状に有効か？	上部消化管の症状	六君子湯	
	小腸・大腸の蠕動運動低下に大建中湯は有用か？	小腸・大腸の蠕動運動低下	大建中湯	分析疫学的研究
鼻アレルギー診療ガイドライン—通年性鼻炎と花粉症—2016年版（改訂第8版）	漢方薬はどういう患者に有効か？	鼻アレルギー	小青竜湯	二重盲検RCT
			小青竜湯，苓甘姜味辛夏仁湯，越婢加朮湯，大青竜湯，桂麻各半湯，五虎湯，麻黄附子細辛湯など	準RCT
職業性アレルギー疾患診療ガイドライン2013	職業性アレルギー性鼻炎の薬物療法は有効か？	職業性アレルギー性鼻炎	漢方薬	患者データに基づかない，専門委員会や専門家個人の意見
咳嗽に関するガイドライン 第2版	乾性咳嗽に対する非特異的治療薬は？	乾性咳嗽	麦門冬湯	1つ以上のRCTによる
	湿性咳嗽に対する非特異的治療薬は？	湿性咳嗽	小青竜湯	
	感染後咳嗽の治療法は？	感染後咳嗽	麦門冬湯	患者データに基づかない，専門委員会や専門家個人の意見
胃食道逆流症（GERD）診療ガイドライン2015（改訂第2版）	消化管運動機能改善薬，漢方薬などPPIとの併用で上乗せ効果が期待できる薬剤はあるか？ 常用量のPPIで効果が不十分な場合はどうするか？	GERD（PPI上乗せ効果，PPI治療抵抗例）	六君子湯	質の低いエビデンス

推奨（度）に関する記載	推奨文，コメントなど	発行年
選択肢のひとつとして推奨する（荊芥連翹湯，清上防風湯，十味敗毒湯） 十分な根拠がないので（現時点では）推奨しない（黄連解毒湯，温清飲，温経湯，桂枝茯苓丸）	他の治療が無効，あるいは他の治療が実施できない状況では，荊芥連翹湯，清上防風湯，十味敗毒湯を選択肢のひとつとして推奨する。黄連解毒湯，温清飲，温経湯，桂枝茯苓丸については，行ってもよいが推奨はしない	2016
選択肢のひとつとして推奨する：荊芥連翹湯 十分な根拠がないので（現時点では）推奨しない：黄連解毒湯，十味敗毒湯，桂枝茯苓丸	他の治療に抵抗性，あるいは他の治療が実施できない状況では，面皰に荊芥連翹湯を選択肢のひとつとして推奨する。黄連解毒湯，十味敗毒湯，桂枝茯苓丸の投与は，行ってもよいが推奨はしない	
弱い推奨	（他の治療や対策を十分に行ったうえで）効果が得られないアトピー性皮膚炎の患者に対して，漢方療法を併用することを考慮してもよい。また，甘草を含む方剤による偽アルドステロン症など，漢方方剤による有害事象が起こりうることも忘れてはならない	2016
行うことを考慮してもよいが，十分な根拠がない	本症が治療抵抗性であることを考えれば使用を考慮してよいと思われる	2012
行うことを考慮してもよいが，十分な根拠がない	本症がきわめて難治であることを考えれば使用を考慮してよいと思われる	2012
科学的根拠はないが，行うよう勧められる		2012
		2016
行うほうがよい		2013
行うよう勧められる		
		2012
行うほうがよい		
弱い推奨	消化管運動機能改善薬，漢方薬などは単独療法の有用性を指示するエビデンスはないが，PPIとの併用により症状改善効果が得られることがあり，使用することを提案する	2015

表1 続き

診療ガイドライン	クリニカルクエスチョン	対象疾患，症状	漢方薬	エビデンス（レベル）に関する記載
機能性消化管疾患診療ガイドライン 2014 —機能性ディスペプシア（FD）	FD の治療薬として，漢方薬は有効か？	FD	六君子湯，（半夏厚朴湯）	質の高いエビデンス
機能性消化管疾患診療ガイドライン 2014 —過敏性腸症候群（IBS）	IBS に漢方薬は有効か？	IBS	桂枝加芍薬湯	質の低いエビデンス
胆石症診療ガイドライン2016（改訂第2版）	薬物療法の適応は？	肝内胆石	茵蔯蒿湯	非常に質の低いエビデンス
慢性便秘症診療ガイドライン2017	慢性便秘症に漢方薬は有効か？	慢性便秘	大黄甘草湯，桃核承気湯，防風通聖散，調胃承気湯，潤腸湯，麻子仁丸，桂枝加芍薬大黄湯，桂枝加芍薬湯，大建中湯，大柴胡湯	質の低いエビデンス
産婦人科診療ガイドライン—婦人科外来編2017	機能性月経困難症の治療は？	機能性月経困難症	当帰芍薬散，加味逍遥散，桂枝茯苓丸，桃核承気湯，当帰建中湯，芍薬甘草湯など	多くは観察研究や臨床的印象，または権威者の意見
	男性不妊治療は？	男性不妊（乏精子症）	補中益気湯，八味地黄丸，柴胡加竜骨牡蛎湯など	多くは観察研究や臨床的印象，または権威者の意見
	更年期障害における漢方治療・代替医療はどのように行うか？	更年期障害	当帰芍薬散，加味逍遥散，桂枝茯苓丸	症例対照研究あるいは繰り返して観察されている事象（当帰芍薬散，加味逍遥散，桂枝茯苓丸）多くは観察研究や臨床的印象，または権威者の意見
		偽アルドステロン症（副作用）	甘草による偽アルドステロン症	
		間質性肺炎（副作用）	小柴胡湯による間質性肺炎	
	月経前症候群の診断・管理は？	月経前症候群	当帰芍薬散，桂枝茯苓丸，加味逍遙散，桃核承気湯，女神散など	なし
エビデンスに基づいた月経前不快気分障害（PMDD）の薬物治療ガイドライン（2013年改訂版）		月経前不快気分障害（PMDD）	加味逍遙散	ランダム化されていない対照比較試験や症例集積報告
女性下部尿路症状診療ガイドライン		過活動膀胱	牛車腎気丸	無作為割り付けによらない比較対照研究に裏づけられる
		腹圧性尿失禁	補中益気湯	前向きの対照のない観察研究に裏づけられる
尿路結石症診療ガイドライン第2版 2013年版	尿管結石の自然排石を促進する薬剤にはどのようなものがあるか？	尿路結石	漢方薬（猪苓湯など）	なし

推奨（度）に関する記載	推奨文，コメントなど	発行年
弱い推奨		2014
弱い推奨		2014
弱い推奨	結石溶解療法として有効性が証明されている薬剤はなく，投与しないことを提案する	2016
弱い推奨	慢性便秘症の治療薬として一部の漢方薬は有効であり，使用することを提案する。大黄などアントラキノン誘導体を含む生薬は連用すると大腸メラノーシス，大腸腸管壁の神経叢障害をきたすことが知られており長期間の連用は避けるべきとされる。その他に甘草による偽アルドステロン症にも注意が必要である	2017
（実施することが）考慮される	漢方薬あるいは鎮痙薬を投与する	
	漢方処方としては当帰芍薬散，加味逍遥散，桂枝茯苓丸などを中心に用いる	2017
（実施すること等が）勧められる	漢方薬・代替医療においても薬物有害事象に注意を払う	
	治療にはカウンセリング・生活指導や薬物療法（精神安定薬，利尿薬，鎮痛薬，漢方薬等）を選択する	
最も推奨度の低い治療法		2013
行ってもよい		2013
エビデンスは十分とは言えないが，日常診療で行ってもよい		2013

表1 続き

診療ガイドライン	クリニカルクエスチョン	対象疾患，症状	漢方薬	エビデンス（レベル）に関する記載
過活動膀胱診療ガイドライン 第2版		過活動膀胱治療の抗コリン薬の副作用（口腔乾燥）	白虎加人参湯，滋陰降火湯，五苓散，麦門冬湯，十全大補湯，柴胡桂枝乾姜湯，小柴胡湯，八味地黄丸，当帰芍薬散，柴朴湯	後ろ向きの症例研究か専門家の意見
		過活動膀胱	牛車腎気丸	小規模なRCTで結果が明らかな研究
エビデンスに基づくIgA腎症診療ガイドライン2014	小児症例に対して免疫抑制療法は推奨されるか？	小児IgA腎症	柴苓湯	RCT
小児急性中耳炎診療ガイドライン 2013年版	反復性中耳炎に対して漢方補剤は有効か？	反復性中耳炎	十全大補湯	よくデザインされた比較研究 よくデザインされた準実験的研究
小児慢性機能性便秘症診療ガイドライン	維持療法には，どのような薬剤が用いられるか？	小児の便秘症	大建中湯，小建中湯，大黄甘草湯	
	薬物による維持治療はどのように行われるか？		大建中湯	個々のコホート研究
	薬剤の副作用は何か？ 薬剤に耐性や習慣性はあるか？		大黄	
	漢方製剤はどんな患児に用いるか？		桂枝加芍薬湯，小建中湯，桂枝加芍薬大黄湯，大建中湯，潤腸湯，大黄甘草湯，調胃承気湯	症例集積研究，または生理学や基礎実験，原理に基づく専門家の意見
認知症疾患診療ガイドライン2017	焦燥性興奮に有効な非薬物療法・薬物療法は何か？	焦燥性興奮	抑肝散	弱い
	幻覚・妄想に有効な非薬物療法・薬物療法は何か？	幻覚・妄想		
	嚥下障害の対応（誤嚥性肺炎の予防を含む）はどのように行うか？	嚥下障害の対応（誤嚥性肺炎の予防を含む）	半夏厚朴湯	とても弱い
	浮腫の対応はどのように行うか？	浮腫		
	Lewy小体型認知症の行動・心理症状，レム期睡眠行動異常症に対する治療はあるか？	Lewy小体型認知症の行動・心理症状，レム期睡眠行動異常症	抑肝散	弱い

推奨（度）に関する記載	推奨文，コメントなど	発行年
根拠はないが，行うよう勧められる		2015
科学的根拠があり，行うよう勧められる	小児 IgA 腎症重症例に対しての免疫抑制療法の部分に軽症に対しての非免疫抑制療法として推奨されている	2014
推奨	漢方補剤の中でも十全大補湯は免疫賦活・栄養状態改善などの効果があるため推奨する。ただし，十全大補湯の保険診療上の適応症は「病後の体力低下，疲労倦怠，食欲不振，寝汗，手足の冷え，貧血」となっており中耳炎は適応に含まれていない	2013
行ってもよい	維持治療に用いられる薬剤として，浸透圧性下剤，刺激性下剤，消化管運動賦活薬，漢方製剤などがある．小建中湯，大黄甘草湯は甘草が含まれているので，血清K値や血圧値等に十分留意すること	
行うよう勧められる	浸透圧性下剤による治療が無効な例に対して，刺激性下剤，消化管運動賦活薬，漢方製剤が有効な場合がある	
行ってもよい	大黄，センナなどのアントラキノン系下剤の長期連用者における大腸メラノーシスがある。大腸粘膜固有層の褐色顆粒状の色素沈着の程度は投与量に依存し，その変化は時に腸管神経叢にまで及ぶ。便秘のさらなる悪化につながることもあり，大黄含有はできるだけ少なくすべきである	2013
	刺激性下剤による便意低下を回避したい患児，家族ないし本人が漢方治療を望む場合に用いる	
「実施する」ことを提案する		2017
	抑肝散や抗精神病薬などによる薬剤性浮腫の可能性に留意し，適宜原因薬剤の中止や減量を検討する	

表1 続き

診療ガイドライン	クリニカル クエスチョン	対象疾患, 症状	漢方薬	エビデンス (レベル) に 関する記載
高血圧治療ガイドライン2014		薬剤誘発性高血圧症 (副作用)	甘草	記述研究 (症例報告やケースシリーズ) (アルドステロン拮抗薬の使用) 専門委員会や専門家の意見 (甘草を含む漢方薬等の使用で血圧上昇がみられた場合)
リンパ浮腫診療ガイドライン 2014年版第2版	続発性リンパ浮腫に対して漢方薬を使用した場合, 使用しなかった場合と比べてリンパ浮腫は軽減するか?	続発性リンパ浮腫	柴苓湯, 五苓散, 牛車腎気丸など	クリニカルクエスチョンに合致した症例報告, 症例集積研究 (ケースシリーズ) が存在
慢性頭痛の診療ガイドライン 2013	漢方薬は有効か	慢性頭痛	呉茱萸湯, 桂枝人参湯, 釣藤散, 葛根湯, 五苓散	呉茱萸湯は二重盲検RCT, 他は症例集積研究
神経障害性疼痛 薬物療法ガイドライン改訂第2版	神経障害性疼痛に対して漢方薬は有効か?	神経障害性疼痛	牛車腎気丸 (桂枝加朮附湯, ブシ末, 抑肝散)	とても弱い
線維筋痛症診療ガイドライン 2013		線維筋痛症	十全大補湯, アコニンサン	記述疫学的研究によるデータ
筋萎縮性側索硬化症診療ガイドライン 2013	痛みにはどう対処すればよいか	筋萎縮性側索硬化症	芍薬甘草湯	

コラム 漢方製剤の実薬と偽薬の問題

髙山 真

▶ 二重盲検RCTは投与する側も投与される側も実薬か偽薬かわからない状況で効果を比較するので, 必然的に偽薬が必要となります (**図1**)。偽薬には様々な基準が設けられています。理想的な偽薬は, 見た目も味も香りも実薬と変わらずに実薬との見分けがつかず, かつ薬効を有しないものです。ですが, 味と香りがあれば唾液が出たり, 消化管が動いたりと何らかの生体反応は出てきます。そう考えると, 漢方薬の偽薬はつくるのがとても難しいということになってきます。逆に, 見た目も味も香りも実薬と変わらないが軽度の薬効を有している場合には, 実薬との臨床効果に差が生じにくくなることもあります。偽薬自体も製品開発をしなければならず, コストがかかり, 安全性の評価に時間を要するため二重盲検RCTが進みにくい原因にもなっています。現在薬価収載されている保険適用のある147種類の漢方薬すべてに偽薬を作成して二重盲検RCTを行うのは現状では不可能でしょう。

推奨(度)に関する記載	推奨文,コメントなど	発行年
科学的根拠は不十分だが行うように勧められる（アルドステロン拮抗薬の使用） 科学的根拠は不十分だが行わないように勧められる（甘草を含む漢方薬等の使用で血圧上昇がみられた場合）	11β-水酸化ステロイド脱水素酵素阻害によるコルチゾール半減期延長に伴う内因性ステロイド作用増強を介した水・Naの貯留とK低下。グリチルリチンの投与量,投与期間,年齢（60歳以上）が危険因子とされる	2014
エビデンスが乏しく,他に選択肢がない場合に限って,日常診療で実施することを検討すべきである	治療に難渋するリンパ浮腫に対して,複合的治療による効果が不十分な場合に限り,効果および有害事象に注意して,行うことを考慮できる	2014
行うよう勧められる		2013
弱く推奨する	牛車腎気丸は,オキサリプラチンによる抗がん剤治療を受ける患者対象にプラセボと比較して末梢神経障害を抑制することが示されたが,その後行われたRCTでは否定された。漢方薬は伝統医学に基づき,経験的に使用されるが,神経障害性疼痛に対して有効性を示した薬物はない。漢方薬の処方体系は,同じ病名であっても東洋医学の観点から薬物の選択が異なることもあり,RCTによる評価が進まない一因となっていると考えられる	2016
行うよう勧めるだけの根拠が明確ではない	証を考慮する必要がある。アコニンサンは一般的に疼痛緩和効果とともに冷えの改善にも効果があり,線維筋痛症のVASで判定した疼痛緩和に有効であった報告がある	2013
科学的根拠はないが,行うよう勧められる	痛みの原因を検討し,各原因に対応した治療を行う	2013

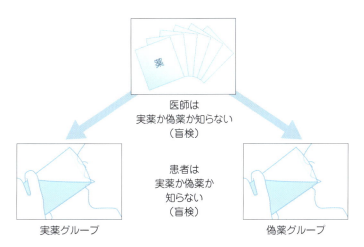

図1 ▶ 二重盲検試験

第2部 ● 各疾患と漢方薬のエビデンス

1 呼吸器疾患
感冒・インフルエンザ

2-1

菊地章子

はじめに

　「風邪は万病のもと」と昔から言われている通り，感冒は健康な人では通常数日で軽快するものですが，高齢者や基礎疾患を抱えている人には大きな合併症を引き起こす原因となりかねません。また，平素は健康な人でも強力なウイルス感染を契機に免疫応答の異常を引き起こし，慢性炎症性疾患の原因となることもあります。感冒の原因はウイルス感染が主ですが，予防接種やインフルエンザウイルスに対する抗ウイルス薬など以外には有効な対応策はなく，自己の免疫に頼らざるをえない状況です。近年の研究により，感冒に対する漢方薬には自己の免疫力を高め，炎症反応を抑えて症状を緩和する作用があることがわかってきており，感冒やインフルエンザの治療薬として有効性を示す研究も報告されています。

感冒に対する漢方治療の例

症 例　27歳女性。前日から寒気と軽い熱感があり，頭痛と肩から後頸部のこりもある。食欲はあるものの軟便傾向で，発汗はしていない。葛根湯7.5g（1回2.5g，1日3回，毎食前）を5日間処方し，発汗するまで数時間おきに内服するよう指導した。4回内服したところで症状が改善したため内服を中止した。

処方例　葛根湯7.5g（1回2.5g，1日3回，毎食前）5日分

（製薬会社ごとに組成・性状，用法・用量は異なります）

葛根湯
かっこんとう

エビデンスの紹介

　感冒に対する治療として行われたRCTでは，2014年に葛根湯（かっこんとう）と総合感冒薬（パブロンゴールドＡ®）群との比較をしたものがあります[1]。参加者数が両群合わせて400名を超える比較的大規模な臨床研究でした。葛根湯群（かっこんとう）と総合感冒薬群との間で症状悪化の割合に差は認めず，有効性の有意な違いは認めませんでした。

エビデンスの解釈と臨床応用

　この研究の対象者は，18〜65歳の咽頭違和感と悪寒があり発汗のない方で，症状が出現してから48時間以内に受診した方でした。中等症以上，体温37.5℃以上，重度の基礎疾患の方は対象者からは除いています。通常葛根湯（かっこんとう）は，悪寒と熱感では比較的悪寒のほうが強く，汗をかいておらず，後頭部から後頸部の筋肉のこりを認め，時に下痢を認める方に処方しますので，適応としては重なる部分があります。「比較的体力があり後頭部から後頸部の筋肉のこりを認め，時に下痢」の方のみを抽出して比較すれば，さらに有効性が上がった可能性があります。このエビデンスからは，風邪の初期で軽症の方には一般の風邪薬と葛根湯（かっこんとう）には有効性に差がなかったので，どちらを選んでも同等に効果があると考えてよいと思われます。漢方薬は独特な味がして患者さんにも好みがありますので，筆者は風邪の方には，「漢方薬がいいですか，それとも普通の風邪薬がいいですか」ときいてみて，漢方薬は嫌だ，という方には無理にお勧めしないようにしています。漢方薬で，という方には後述の使い分け（鑑別）をもとに，その方に合った漢方薬を選択して処方しています。

作用機序に関する報告

　葛根湯（かっこんとう）は，ウイルス感染早期にインターロイキン（interleukin：IL）−12やインターフェロンγの産生を増強してマクロファージなどによる細胞性免疫を活性化し，ウイルス増殖を抑制すると考えられています[2]。一方，IL−1αの過剰産生を抑制して解熱効果を示すため，サイトカインによる全身性の炎症反応を抑制し，重症化を防ぐとされています[3]。

麻黄附子細辛湯

エビデンスの紹介

風邪症候群に対する麻黄附子細辛湯と総合感冒薬との比較試験です[4]。症状の全般改善度（著明改善，中等度改善，軽度改善，不変，悪化の5段階評価）では，中等度改善・著明改善の割合は麻黄附子細辛湯群で81.9％，総合感冒薬群で60.3％と有意差（$P < 0.01$）を認めました。

症状消失までの期間は，発熱，熱感，咳・痰の項目が麻黄附子細辛湯群で有意に短縮しました（表1）。特に発熱持続日数は麻黄附子細辛湯と総合感冒薬で1.5日対2.8日と，有意に麻黄附子細辛湯群において短縮しました。

表1 ▶ 症状消失までの期間（日）（mean±SD）

	麻黄附子細辛湯（n）	総合感冒薬（n）	$P <$（U-test）
発　熱	1.5±0.7（27）	2.8±1.5（29）	**0.001**
熱　感	1.8±1.4（29）	2.5±1.5（36）	**0.021**
寒　気	2.0±1.1（27）	2.8±1.4（33）	N. S
全身倦怠感	2.3±1.2（36）	2.9±1.5（22）	N. S
頭　痛	2.0±1.2（24）	2.3±1.3（31）	N. S
咽頭痛・違和感	2.2±1.2（26）	2.8±1.7（22）	N. S
鼻汁・鼻閉・くしゃみ	2.6±1.2（29）	2.9±1.6（30）	N. S
咳・痰	2.5±1.2（29）	3.5±1.7（20）	**0.034**
関節痛・筋肉痛	1.8±1.1（14）	2.5±1.4（15）	N. S
嘔気・腹痛・下痢	2.2±1.3（11）	2.3±1.3（10）	N. S

（文献4より引用）

エビデンスの解釈と臨床応用

麻黄附子細辛湯は，悪寒が強く，比較的体力が低下している方の風邪に処方します。麻黄・附子・細辛という3つの生薬から構成され，すべて体を温める作用を持つ漢方薬です。高熱であっても寒気が強い方には適応になりますが，熱感が強い方には適応となりません。

この研究は北海道において11月から翌年3月までと冬季に行われており，麻黄附子細辛湯の適応症例が対象であったと考えられます。温暖な地域や夏季の気温が高い時期の風邪に対する漢方薬とは適応が異なりますので注意が必要です。

麻黄湯

エビデンスの紹介

2012年の報告では，インフルエンザ患者に対する麻黄湯投与群はオセルタミビル投与群より患者の有熱期間が17時間短かったと報告されました（図1）[5]。麻黄湯投与群とザナミビル投与群では有熱期間に有意な差は認めませんでした。つまり麻黄湯はオセルタミビルやザナミビルと比較して解熱効果としては同等もしくはそれ以上の効果がある可能性が示唆されました。

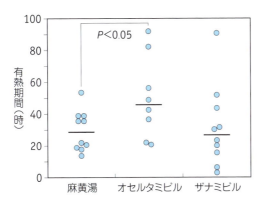

図1 ▶ 有熱期間の比較　　　（文献5より作成）

エビデンスの解釈と臨床応用

日本においては，インフルエンザの迅速診断キットで陽性と診断されると大抵はノイラミニダーゼ阻害薬（neuraminidase inhibitor：NI）を処方されます。しかし，陰性と診断されても症状からインフルエンザが疑われる場合は麻黄湯を投与することでNIと同等かそれ以上の効果が期待できる可能性があります。

麻黄湯は，悪寒があり汗はかいておらず，頭痛・身体痛・咳嗽のあるものに使用しますので，同様症状のインフルエンザ以外の感冒にも使用可能です。

2014年のCochrane Database Systematic Review[6]では，NIのインフルエンザに対する効果は症状緩和までの時間はオセルタミビルで16.6時間（0.7日），ザナミビルで0.6日と軽度短縮しますが，入院やX線写真で確定された肺炎の発症は減らさなかったと報告されています。一方で吐き気や嘔吐，精神症状の有害事象のリスクが上がるとされ，NIの投与は利益と危険性のバランスを考慮する必要があると警告されています。一方，2012年の麻黄湯の研究では，有害事象は軽度のアミノトランスフェラーゼの上昇（麻黄湯1例，オセルタミビル1例）のみで2週間以内に改善したと

のことでした。インフルエンザに対する麻黄湯の論文は，NIに比較してまだまだ数が少なく研究対象症例数も少ないのでエビデンスとしては限定的です。今後，研究がさらに進めば，治療の選択肢のひとつとなる可能性があると言えます。

作用機序に関する報告

　麻黄湯の構成生薬のうち，麻黄に含有されている成分のタンニンにはウイルスの細胞膜への融合阻害作用の可能性が指摘されています[7]。また，桂皮に含有されているシンナムアルデヒドにはウイルスの蛋白合成阻害作用を持つ可能性も示唆されています[8]。麻黄湯はこれら以外にも複数の機序により細胞内でのウイルス増殖を抑える効果があるのではと考えられています[9]。

　一方，2014年のマウスの実験[10]では，インフルエンザウイルス感染後の気道のウイルス量を測定したところ，麻黄湯を投与したマウスでは投与しなかったマウスと比較して有意にウイルス量が減少していました。インフルエンザウイルス感染後の気管支肺胞洗浄液中と血清中の抗インフルエンザウイルス抗体を調べたところ，麻黄湯を投与することにより有意に抗体価の増加を認めました。また，インフルエンザを感染させなくても，麻黄湯を投与するだけで血中のIgM，IgG1抗体が増えるというデータも示されています。つまり麻黄湯は生体内にもともと備わっている自然抗体を増加させることで免疫力を活性化し，感染初期から抗ウイルス効果を示す可能性が示唆されました。

似た漢方薬の「使い分け（鑑別）」

　一般的な総合感冒薬は症状緩和のための解熱鎮痛薬や鎮咳薬，去痰薬などが含まれていますが，漢方治療ではその患者さんの様々な症状や所見をみて数ある種類の中から選択していきます。以下に風邪に対する漢方薬の選び方をご紹介します。

　風邪の初期は，漢方では悪寒と熱感の両方があるときと定義されます。普段から体力のある方（基礎疾患がなく健康な方）で熱感よりも悪寒のほうが強い場合，汗をかいていなければ麻黄湯，葛根湯，小青竜湯などが適応になります。

　首肩こりのある方には葛根湯，水様の鼻汁や痰の出る方には小青竜湯が適応です。じわりと汗が出ているような方では桂枝湯を用います。体力的にも普通で悪寒・熱感の強さや汗の有無もどちらかはっきりしない場合は桂枝湯と麻黄湯を両方組み合わせたりもします。一方，悪寒よりも熱感のほうが強い場合は銀翹散（OTC：over the counterのみ）や清上防風湯を使用する場合もありますが，麻黄湯や桂枝湯に越婢加朮湯を加えたりもします。咽頭痛が強い場合は桔梗湯，桔梗石膏を用います。

普段から虚弱傾向の方で寒気が強い場合は麻黄附子細辛湯，寒気に軟便や下痢を伴う場合は真武湯を使用します．しっとりと汗をかいている方では桂枝湯，普段から胃腸が弱い方で軽い抑うつのある方では初期には香蘇散，少し長引いて咳・痰のある方には参蘇飲を用います（図2）．

風邪は何と言っても発症したその日に上記の漢方薬で一気に治してしまえたら一番よいのですが，長引いてしまった場合は以下のものを使用します．

発症して3～5日たって悪寒と熱感が交互に繰り返し，口が苦く感じて吐き気や食欲不振などの症状がある場合は小柴胡湯を用います．桂枝湯の症状である発汗を伴う場合は柴胡桂枝湯，悪心・嘔吐・下痢・浮腫などを伴う場合は柴苓湯，白い痰と咳を伴う場合は柴朴湯を使用します．黄色の痰・咳嗽が強く気管支炎様の場合は麻杏甘石湯，黄～緑の痰や咳があり気分がすっきりしない方の場合は竹筎温胆湯を用います（図3）．

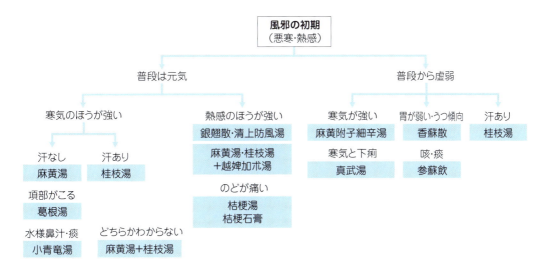

図2 ▶ 風邪の初期における漢方薬の使い分け

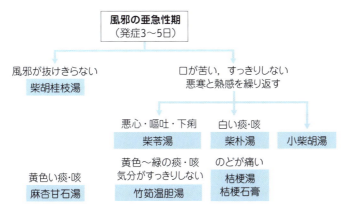

図3 ▶ 風邪の亜急性期における漢方薬の使い分け

風邪が回復してもまだ症状が残る場合は，痰が少なく空咳が続く場合は麦門冬湯，白い痰なら半夏厚朴湯を用います。

消耗して体力が落ち，倦怠感のある場合は補中益気湯，やせ型で栄養不足や冷えを伴う方には十全大補湯，軽い咳も伴えば人参養栄湯を用います（図4）。

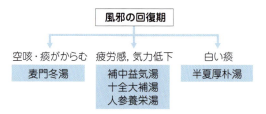

図4 ▶ 風邪の回復期における漢方薬の使い分け

以上のように感冒に関係する漢方薬は多岐にわたります。漢方は感染症による死亡が多数を占めてきた時代からの医学であり，特に呼吸器感染症の治療に使用される薬剤は種類が多く，これまで先人が感染症を治療することにいかに苦心してきたかがうかがえます。特にウイルス感染に関しては，近年漢方薬の有用性が示されてきており，今後さらにその作用機序が解明されることを期待したいと思います。

もっとエビデンス

本間は，風邪症候群に対する非ステロイド性抗炎症薬と漢方薬の治療効果を比較しましたが，漢方薬群のほうが臨床症状持続時間・有熱期間が有意に短く，有熱者の割合も漢方薬群で投与後1日目から有意に少なかったと報告しました（図5）[11]。漢方薬は患者さんの症状に合わせて処方したものでした。

一方，感冒が長引いてしまった場合には主に小柴胡湯を使用しますが，2001年の報告では，小柴胡湯を投与した群ではプラセボと比較して症状改善の割合が高く，咽

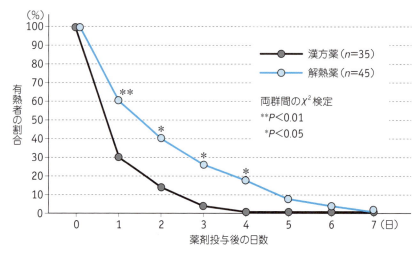

図5 ▶ 有熱者の割合の経時的変化

（文献11より引用）

頭痛・倦怠感・痰・食欲・関節痛・筋肉痛を有意に改善したという結果でした[12]。

　一方，小児のインフルエンザに関しては，オセルタミビル単独群よりオセルタミビルと麻黄湯併用群のほうが解熱までの時間が有意に短いという研究が報告されています[13]。

参考文献

1) Okabayashi S, et al: Intern Med. 2014; 53(9): 949-56.
2) Kurokawa M, et al: Antiviral Res. 2002; 56(2): 183-8.
3) Kurokawa M, et al: J Tradition Med. 1996; 13: 201-9.
4) 本間行彦, 他: 日東洋医誌. 1996; 47(2): 245-52.
5) Nabeshima S, et al: J Infect Chemother. 2012; 18(4): 534-43.
6) Jefferson T, et al: Cochrane Database Syst Rev. 2014; (4): CD008965.
7) Mantani N, et al: Antiviral Res. 1999; 44(3): 193-200.
8) Hayashi K, et al: Antiviral Res. 2007; 74(1): 1-8.
9) Masui S, et al: Evid Based Complement Alternat Med. 2017; 2017: 1062065.
10) Nagai T, et al: Evid Based Complement Alternat Med. 2014; 2014: 187036.
11) 本間行彦: 日東洋医誌. 1995; 46(2): 285-91.
12) 加地正郎, 他: 臨と研. 2001; 78(12): 2136-9.
13) Kubo T, et al: Phytomedicine. 2007; 14(2-3): 96-101.

第**2**部 ● 各疾患と漢方薬のエビデンス

1 呼吸器疾患
気管支炎，咳嗽

2-1

菊地章子

はじめに

　日本だけでなく世界的にも高齢化が進むにつれ，呼吸器感染症，慢性閉塞性肺疾患（chronic obstructive pulmonary disease：COPD），呼吸器癌の患者さんが今後も増加すると予想されています。呼吸器感染症については軽い感冒の場合は通常数日で改善しますが，高齢者や基礎疾患のある方では気管支炎や肺炎にまで進行してしまい，改善するまでに数週間かかることもあります。細菌感染が強く疑われる場合は抗菌薬を投与して治療を行うべきですが，炎症が改善して回復期になっても咳嗽や喀痰がしつこく残る場合があります。また，アレルギー素因・喫煙・環境因子などで呼吸器系に慢性炎症をもつ方も増加しており，花粉症，慢性鼻炎・副鼻腔炎，COPD，咳喘息・気管支喘息などと診断されています。そういった方々の咳嗽・喀痰の症状に対する漢方薬として特にご紹介したいのは麦門冬湯，小青竜湯，清肺湯です。

咳嗽に対する漢方治療の例

症 例　59歳女性。2カ月前に風邪をひき，微熱，鼻汁，ケンケンという強い咳が2週間続いた。近医で諸検査を施行され急性気管支炎と診断され，総合感冒薬や鎮咳薬，ツロブテロールテープ，テオフィリン，モンテルカストナトリウム，カルボシステイン，ジヒドロコデインリン酸塩・dl−メチルエフェドリン塩酸塩・クロルフェニラミンマレイン酸塩（フスコデ®）が処方された。総合感冒薬は眠くなり，フスコデ®は胃の調子が悪くなるので飲めなかった。受診時にはだいぶ改善していたが乾性咳嗽が残っていて辛いとのことで，麦門冬湯9.0g（1回3g，1日3回，毎食前）14日分を処方したところ，とてもよく効いて，咳嗽がすぐに治まった。

22

処方例　麦門冬湯9.0g（1回3g，1日3回，毎食前）14日分

〔「咳嗽に関するガイドライン第2版」では，乾性咳嗽に対して麦門冬湯が，湿性咳嗽に対して小青竜湯が1つ以上のRCTのエビデンスがあり，行うよう勧められると推奨されています（☞ 6，7頁）〕

麦門冬湯

エビデンスの紹介

2001年に非喫煙者で2週間以上続く感染後咳嗽の方を対象にした研究があります[1]。デキストロメトルファン臭化水素酸塩水和物（メジコン®）と比較して，麦門冬湯を投与した群は，投与2日目に有意に咳スコアが減少しました（図1）。

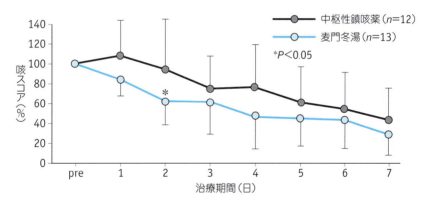

図1 ▶ デキストロメトルファン臭化水素酸塩水和物と麦門冬湯の咳点数の推移

（文献1より引用）

一方，2003年には高齢者で3週間以上続く感染後の乾性咳嗽に対して塩酸ホミノベン（ノレプタン®）と麦門冬湯を比較したところ，麦門冬湯群のほうが，鎮咳効果・排痰の程度が有意に改善したと報告されています[2]。また，2011年には感染後の咳嗽に関して，麦門冬湯とプロカテロール塩酸塩水和物（メプチン®）併用群はプロカテロール塩酸塩水和物単独群に比較して4～5日目の咳が減少しました（図2）[3]。

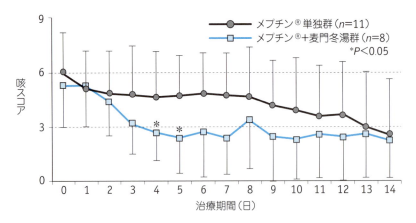

図2 ▶ プロカテロール塩酸塩水和物に麦門冬湯を追加した際の咳スコアの推移
（文献3より引用）

エビデンスの解釈と臨床応用

　ご紹介したいくつかの研究結果から，呼吸器感染後に乾性咳嗽が長引く場合は麦門冬湯を投与することで症状改善を期待できると言えます。麦門冬湯の構成生薬のうち，麦門冬は求心性神経興奮を抑制し，肺サーファクタント分泌を促進させ，気管支腺からの水分泌を正常化させる効果があると考えられています[4]。また，半夏による鎮咳・制吐作用，甘草による抗炎症作用も加わることで，気道を潤して炎症を鎮め末梢性の鎮咳効果を示します。一般的に咳止めとして処方されるのは中枢性の鎮咳薬やβ刺激薬などの気管支拡張薬が多く，麦門冬湯とは作用機序が異なります。頑固な咳嗽に対して麦門冬湯をこれらに併用することで相乗効果を期待できると考えられます。

作用機序に関する報告

　咳嗽の生じる機序としては，感染症やアレルギーなど気道上皮の炎症によりプロスタグランジン，ロイコトリエン，一酸化窒素（nitric oxide：NO）などが産生され，それらにより神経C線維終末からタキキニンが放出されます。それがAδ線維の咳受容体を刺激して舌咽神経，上喉頭神経などの求心性線維を刺激が上行し延髄の咳中枢に伝搬します。そこから迷走神経・横隔神経など遠心性神経を介して横隔膜・胸郭の筋肉に伝搬して咳が生じます。

　動物実験による研究結果からは，麦門冬湯は気道炎症時のNO産生を抑制することで，C線維終末からのタキキニンの放出を抑制して鎮咳作用を示すことが示唆されています。つまり末梢での鎮咳作用を持つと考えられています[5,6]。またそれは麦門冬湯に含まれる活性成分のオフィオポゴニン-Dが関与している可能性が示唆されています[7]。

しょうせいりゅうとう
小青竜湯

エビデンスの紹介

2-1

　急性気管支炎に対してプラセボ（偽薬）を用いた二重盲検RCTが施行されています[8]。全般改善度において小青竜湯群はプラセボ群に比較し症状改善効果が高い傾向が認められましたが統計学的に有意ではありませんでした。しかし，患者背景の不均衡を調整した統計処理を行うとプラセボ群に比較して有意に優れていることが確認されました。また，症状別改善度においては「咳の回数」「咳の強さ」「喀痰の切れ」「日常生活」の項目が小青竜湯群はプラセボ群に比較して有意に改善しました。

　さらに，伝統的に小青竜湯が使用されてきた適応を「咳および水様の痰を有する患者が適応となり，虚弱な患者には用いない方がよい」と解釈し，咳および水様の痰を有する群と虚弱と考えられる症例を除外した群のサブグループ解析を実施しました。その結果，咳および水様の痰を有するサブグループでは，小青竜湯群はプラセボ群に比較して有意に気管支炎症状が改善しました。また虚弱症例を除外したサブグループでも同様の結果となり，伝統的に小青竜湯の適応と考えられる症例での小青竜湯の有効性が示されました。

エビデンスの解釈と臨床応用

　漢方薬のRCTの困難な点は，同じ「気管支炎」という疾患に対してもその患者さんの体質や症状によって適応となる漢方薬が複数存在することです。ですから「気管支炎に対する小青竜湯の有効性」を検討したい場合，小青竜湯の適応を十分考慮した症例選択をしないと，適応でない患者さんのデータも集めてしまうこととなり有効性を正確に評価することができません。この論文でも気管支炎患者全体での全般改善度でははっきりとした有意差を示すことはできませんでした。一方，小青竜湯の適応を考慮したサブグループ解析では明らかに小青竜湯の有効性が示されました。この結果は今後の漢方薬に関するRCTの研究デザインを設計する上で，大変参考になるものと考えます。

　臨床的には，この研究で示されたように，虚弱ではない方で，水様の痰・咳嗽の症状がある気管支炎の患者に対しては小青竜湯の効果が期待できると言えます。一方，乾性咳嗽や粘性・膿性の痰の方には適応にはなりませんので注意が必要です。

第**2**部　各疾患と漢方薬のエビデンス　**1**　呼吸器疾患　●気管支炎，咳嗽　　**25**

作用機序に関する報告

小青竜湯の作用機序に関する論文は，主にアレルギー性鼻炎や気管支喘息などに対する抗アレルギー作用を検討したものが多く，ケミカルメディエーター産生・遊離抑制作用や鼻粘膜血管透過抑制作用などを有すると言われています。アレルギー性鼻炎モデルラットの実験では，小青竜湯は鼻粘膜C線維におけるサブスタンスPやカルシトニン遺伝子関連ペプチド（calcitonin gene-related peptide：CGRP）の分泌を抑制することが示唆されています[9]。これが小青竜湯のくしゃみ・咳嗽・気道炎症を抑制する効果のひとつと考えられます。

清肺湯

エビデンスの紹介

COPD患者で咳・痰・呼吸困難などの呼吸器症状のある方に禁煙のみで経過を見た群と清肺湯を追加した群での比較を行った研究があります[10]。清肺湯を追加した群では，投与開始後1〜6カ月で禁煙のみの群に比較して有意に症状改善を認めましたが，12カ月以降は有意差が認められませんでした。画像所見は器質化肺炎像や気管支閉塞像が投与後24カ月で有意に改善されました（図3）[10]。

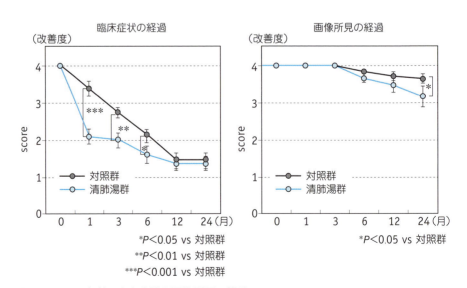

図3 ▶ COPD患者の臨床症状と画像所見の推移
臨床症状（咳・痰，呼吸困難）の全般改善度と画像所見は，5段階評価（著明改善：1，改善：2，軽度改善：3，不変：4，悪化：5）

（文献10より引用）

エビデンスの解釈と臨床応用

　清肺湯は従来慢性の喀痰を伴う方に処方されてきましたので，COPD患者の中でも喀痰を伴う慢性気管支炎タイプの方に有効ではないかと考えられます。

　これはRCTではありませんが，慢性の咳・痰を有する呼吸器疾患患者41例を対象として清肺湯を4週間投与した研究[11]では，著明改善，中等度改善，軽度改善，不変，やや悪化の5段階評価で，軽度改善以上の全般改善率は53.6％でした。それ以前の報告から清肺湯は粘性痰を改善する効果が高いとされていることを考慮して，粘性痰を有する症例でのサブグループ解析では改善率は71.4％に上昇し，膿性痰の患者では改善率が下がりました。よってCOPDの中でも，清肺湯は粘性痰を持つ方の臨床症状を改善する効果が期待できます。一方，乾性咳嗽や膿性痰の患者では効果を期待できる可能性は低いと考えられます。

作用機序に関する報告

　清肺湯の作用機序は動物実験により気道の水分量増加作用，気道繊毛運動の活性化により気道系のクリアランスを亢進し，喀痰の排出を促す作用があるとされています[12)13)]。また，気道上皮細胞のCl⁻チャネルに作用してCl⁻の分泌を増加させることで喀痰の粘性を低下させる作用があるとの報告もあります[14)]。

似た漢方薬の「使い分け（鑑別）」

　咳嗽に対する漢方薬の使い分けは簡単に示すと図4のようになります。まず痰の有無で判断し，痰が少ないもしくは空咳の場合は先に挙げた麦門冬湯が第一選択になり

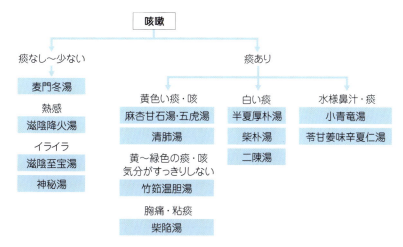

図4 ▶ 咳嗽に対する漢方薬の選び方

ます。乾燥感に加えて熱感もある場合は滋陰降火湯，さらにイライラなど精神症状を伴う場合には滋陰至宝湯や神秘湯を用います。

　痰が出る場合で細菌感染を伴うと考えられる場合は，まず抗菌薬の使用を検討して下さい。黄色い痰を伴う咳嗽がある場合は，まず麻杏甘石湯，咳嗽がより強い場合は麻杏甘石湯に桑白皮という鎮咳作用のある生薬を加えた五虎湯，やや慢性化した場合は清肺湯が用いられます。さらに不眠や気分がすっきりしないなど気の巡りの悪い方には竹茹温胆湯を選択します。胸痛のある場合は柴陥湯を検討します。

　一方，白色の痰の場合は半夏厚朴湯が第一選択になります。少し炎症があったりイライラする場合は半夏厚朴湯に小柴胡湯を合わせた柴朴湯を選択し，喀痰の量が多い場合は二陳湯を追加したりします。

　痰の性状が水様で，またアレルギー性鼻炎のように水様鼻汁が出る場合は小青竜湯を使用します。小青竜湯は麻黄という生薬が含まれており，人によっては胃の不快感や動悸，血圧上昇などの副作用を起こす場合があります。その場合は麻黄を含まない苓甘姜味辛夏仁湯を用います。

もっとエビデンス

　麦門冬湯に関する研究は他にもいくつか報告があります。

　1993年，高齢者の喀痰喀出困難に対する効果としてブロムヘキシン塩酸塩（ビソルボン®）群と比較した研究では，麦門冬湯群は痰の痞えや切れが有意に改善しました。一方，咳回数・強さ・喘息・痰の量は投与前後で両群とも有意差は認められませんでした[15]。

　COPDに対する漢方薬の効果については，補中益気湯に関する研究もあります。補中益気湯は全身倦怠感，食欲不振などが適応の漢方薬ですが，COPD患者に対して，通常治療群と通常治療に補中益気湯を併用した群で6カ月間比較した試験です[16]。補中益気湯併用群は感冒回数・急性増悪回数が有意に減少しました。また全身性炎症・栄養状態を改善し，St. George's Respiratory Questionnaire（SGRQ）というCOPDにおける疾患特異的な健康関連QOL評価尺度も有意に改善させました。

　補中益気湯で処理した培養気道上皮細胞に風邪の代表的な原因ウイルスであるライノウイルスを感染させ，培養液中に放出されたウイルス量を対照群と比較した実験があります[17]。補中益気湯の前処理によりウイルス放出量が約1/100に抑制されました。つまり補中益気湯は，気道上皮細胞でのウイルス増殖抑制効果があると考えられます。これが臨床的にはCOPD患者さんの感冒の回数を減らして，呼吸状態の急性増悪を予防した機序のひとつと考えられます。

参考文献

1) 藤森勝也, 他：日東洋医誌. 2001；51(4)：725-32.
2) 西澤芳男, 他：痛みと漢方. 2003；13：12-21.
3) Irifune K, et al：Phytomedicine. 2011；18(8-9)：630-3.
4) 相良博典, 他：漢方医薬誌. 2016；24(3)：76-84.
5) 亀井淳三：漢方免疫アレルギー. 2013；25：62-77.
6) Kamei J, et al：J Tradition Med. 2005；22(2+3)：44-8.
7) 高濱和夫, 他：日薬理誌. 2008；131(6)：423-8.
8) 宮本昭正, 他：臨医薬. 2001；17(8)：1189-214.
9) 池谷洋一, 他：日東洋医誌. 2013；64(3)：143-9.
10) 加藤士郎, 他：漢方と最新治療. 2005；14(3)：260-5.
11) 滝島　任, 他：漢方医. 1986；10(2)：21-6.
12) 宮田　健：漢方医. 1985；9(7)：14-22.
13) 宮田　健：漢方医. 1986；10(2)：13-20.
14) 千代谷　厚, 他：アレルギー. 1994；43(9)：1210-4.
15) 佐々木英忠, 他：漢方と免疫・アレルギー. 1993；7：139-45.
16) 福地義之助, 他：慢性閉塞性肺疾患に対する漢方治療の有用性評価に関する研究. 厚生労働省科学研究研究費補助金 長寿科学総合研究事業 慢性閉塞性肺疾患に対する漢方治療の有用性評価に関する研究. 平成18年度総括研究報告書. 2007, p1-31.
17) Yamaya M, et al：Br J Pharmacol. 2007；150(6)：702-10.

第**2**部 ● 各疾患と漢方薬のエビデンス

2 消化器疾患
感染性胃腸炎

2-2

髙山　真，鈴木聡子

はじめに

　感染性胃腸炎は，細菌またはウイルスなどの感染性病原体による嘔吐，下痢を主症状とする感染症で，原因の多くはウイルス感染です。主症状は嘔吐と下痢ですが，腹痛や発熱，脱水など症状の程度には原因と個人により差があります。軽度の症状には，整腸薬や経口補水液などで対応することが多いですが，感染性胃腸炎には漢方薬が効果的な場面も多く，一般診療では漢方薬を知っていると重宝する疾患のひとつです。

感染性胃腸炎に対する漢方薬治療の例

症 例　夕食で生牡蛎を食した後に，嘔吐，下痢，腹痛を繰り返すため4人で受診した家族。長男小学校中学年，長女幼稚園年長，父母40歳代で，特に長女と父親の嘔吐，水様性下痢が頻回であった。家族と話し，長男と母親は西洋医学の薬剤を好んでいたため整腸薬と制吐薬を処方し，長女と父親は漢方薬を好んでいたことから，五苓散を処方した。整腸薬と制吐薬を使用した2人は翌々日の夕方まで嘔吐と下痢を繰り返しながら徐々に症状は改善していった。五苓散を内服した2人は受診当日の深夜には症状が軽快し，就寝することができた。結果的に2人ずつでの比較になったが，五苓散の切れ味はとてもよいように感じた。

処方例　五苓散7.5g（1回2〜5g，1日3回），可能であれば初回は5.0g

エビデンスの紹介

　三浦らは，水様性下痢で受診し糞便をサンプルとした迅速検査でノロウイルスによる感染性胃腸炎と診断された患者を対象にRCTを行い，①五苓散投与，②五苓散＋芍薬甘草湯投与，③非投与で，嘔吐，下痢，腹痛の消失の時間を検討しています[1]。その結果，嘔吐消失までの平均時間（①79分，②84分，③1,702分），下痢消失までの平均時間（①110分，②130分，③1,728分），腹痛消失までの平均時間（①122分，②105分，③1,814分）といずれも五苓散もしくは五苓散＋芍薬甘草湯投与にて非投与より短時間で症状が消失することを報告しています。

エビデンスの解釈と臨床応用

　芍薬甘草湯は，平滑筋，横紋筋両者の攣縮を抑えて痛みを緩和することから，感染性胃腸炎では過剰な腸管蠕動運動を抑えると考えられますが，本研究結果からは芍薬甘草湯の有無にかかわらず，五苓散が効果を示しています。このことから，臨床的には五苓散単独でも嘔吐，下痢，腹痛に対して効果が期待できます。また，症状改善までの時間が平均2時間程度というところも，薬が効くまでの説明には目安となりやすいと考えます。ノロウイルスは嘔吐や下痢によって周囲への感染が広がりやすいことからも，これらの症状が早めに改善することは，感染対策としても期待できます。

作用機序に関する報告

　五苓散は体内水分の偏在を是正し，嘔吐や下痢を改善しますが，その機序として水輸送チャネルであるアクアポリン（AQP）への効果が示されています。礒濱は，五苓散がAQP（3，4，5）を阻害し，病的な水の移動を是正して水分バランスの改善や，その薬理作用として蒼朮や猪苓に含まれるマンガンの関与を報告しています[2]。また，五苓散には茯苓・沢瀉・蒼朮・猪苓・桂皮が含まれますが，桂皮が抗炎症作用やAQPの効果増強作用を有することも示唆されます。感染性胃腸炎によっておこる炎症と嘔吐・下痢に対して抗炎症作用＋病的な水移動の是正というアプローチで対応する五苓散は，病態の観点からも理に適っていると思われます。

似た漢方薬の「使い分け（鑑別）」

　感染性胃腸炎による嘔吐，下痢には様々な漢方薬で対応が可能と思われます。エビ

デンスで紹介した五苓散は桂枝（シナモン）の香りや味があり，小児でも飲みやすく使用しやすい漢方薬です。嘔吐，下痢は軽度で腹痛で困っている場合には，小建中湯を使用することで対応が可能です。小建中湯には桂枝に大棗（ナツメ）や甘草などの甘味成分が入っていることから飲みやすく，こちらも小児に使用しやすい漢方薬です。その他，発熱があり炎症反応が明らかな場合には，抗炎症作用が増強された柴苓湯（小柴胡湯＋五苓散）を使用すると，嘔吐，下痢，発熱を抑えてくれます。嘔吐，下痢症状でも上腹部を触って痞え感が強い場合には半夏瀉心湯，上腹部が冷えているときには人参湯がよりスッキリ効きます。

もっとエビデンス

　吉矢らは，ロタウイルス感染症と診断した乳幼児を対象に，柴苓湯エキス顆粒を温めた生食水20mLで溶解してネラトン・カテーテルで1回注腸した群と非投与群で，下痢日数と総嘔吐回数について比較を行っています[3]。下痢日数は両群間で差がなかったものの，総嘔吐回数に関しては柴苓湯注腸群で平均嘔吐回数が前後比較および群間比較で有意に減少したと報告しています。この研究では，輸液施行例および入院加療例数に群間差は認めなかったと報告しています。この結果から，ロタウイルス感染症と診断した乳幼児に対する柴苓湯の注腸による治療の可能性が示されました。

参考文献

1) 三浦陽子, 他：産婦漢方研のあゆみ. 2011；28：102-4.
2) 礒濱洋一郎：漢方医. 2013；37(2)：120-3.
3) 吉矢邦彦, 他：小児臨. 1992；45(9)：1889-91.

コラム　小児への五苓散投与の工夫

鈴木聡子

▶感染性胃腸炎の初期は発汗や嘔吐のため口渇があり，水分を欲してごくごくと水分をとると噴水状に吐いてしまうことが多く，内服も水分摂取も難しくつらい状況が続きますが，五苓散を少しずつ内服すると症状が和らぎます。内服の仕方として，白湯に溶解して少しずつ口に含む方法があります。少量ずつでも口に入ると嘔吐が減っていき，落ちついたところで残りを内服することができます。味を付けて少しでも内服しやすくするために，リンゴジュースと混ぜるのも工夫のひとつです。また，臨床の現場では，五苓散や柴苓湯などの投与経路を工夫して，注腸で使用する場合もあります。院内製剤で五苓散を坐薬として調剤し使用している報告もあります。

第2部 ● 各疾患と漢方薬のエビデンス

2 消化器疾患
機能性ディスペプシア

2-2

髙山　真

はじめに

　機能性ディスペプシア (functional dyspepsia：FD) は，症状の原因となる器質的，全身性，代謝性疾患がないにもかかわらず，慢性的に心窩部痛や胃もたれなどの心窩部を中心とする腹部症状を呈する疾患と定義されています[1]。

　病態として，胃適応性弛緩障害，胃排泄障害，内臓知覚過敏，社会的因子，*Helicobacter pylori*感染，胃酸分泌，遺伝的要因，心理的要因，感染性腸炎の既往，アルコールや喫煙などの生活習慣，胃形態など多数の因子が関与していると考えられています。FDは生活の質を低下させることも明らかとなっており，有病率も高いことから一般診療でも対応する頻度が高いと思われます。治療には食事・生活指導から始まり，酸分泌抑制薬，蠕動機能改善薬などが使用されますが，漢方薬も選択肢のひとつとなります。

FDに対する漢方薬治療の例

症 例　30歳代女性

主訴：食後に生じる上腹部痛と膨満感

病歴：生来疲れやすく，やせ型で食事摂取量は少なめであった。2年ほど前から食後に上腹部痛と膨満感を自覚するようになり，近医消化器科で上部消化管内視鏡や腹部エコー検査を受けたものの明らかな異常は指摘されなかった。食後の膨満感を気にするあまり食事摂取量が減少し，1年で体重が4kg減少した。経過中，近医消化器科より制酸薬や消化管運動促進薬，さらに抗不安薬も処方となり内服を継続していたが，症状の改善がなかったため当科紹介となった。

▼

経過：病歴と前医からの紹介内容からFDと考えた。西洋医学的な薬剤による効果が上がりにくく，抗不安薬では倦怠感や眠気を生じるとのことで漢方薬治療を開始した。FDに対しては，下記の二重盲検RCT[2]で六君子湯が有効であることが報告されていたので，これを参考に六君子湯を処方した。2週間後の再診では，食後の上腹部痛と膨満感は軽度の改善であり，腹部症状に伴う不安感が強く食事摂取量が増えないという訴えがあった。そこで，六君子湯に不安感を軽減し痞えを改善する香蘇散を追加して処方した。1カ月後には上腹部痛，膨満感，不安感が軽減し，食欲も徐々に回復し，半年間の経過では，体重が＋1kgと若干ではあるが増え，倦怠感も軽減した。

処方例　六君子湯7.5g（1回2.5g，1日3回，毎食前）
➡ 六君子湯5.0g（1回2.5g，1日2回，朝夕食前）＋香蘇散5.0g（1回2.5g，1日2回，朝夕食前）

〔「機能性消化管疾患診療ガイドライン2014─機能性ディスペプシア（FD）」では，FDに対して六君子湯が質の高いエビデンスレベル，弱い推奨として記載されています（☞ 8, 9頁）〕

エビデンスの紹介

　Suzukiらは，FD患者を対象に六君子湯とプラセボを用いた二重盲検RCTを多施設共同研究で行い，その有効性と安全性を報告しています[2]。8週間介入を行ったGlobal Patients Assessmentスコアによる治療奏効患者の割合は六君子湯群において，プラセボ群と比較し有意差には至らず改善傾向にとどまり（$P=0.09$），ディスペプシア4症状の消失率は心窩部痛において六君子湯群で有意に高値（$P=0.04$），食後のもたれ感では両群間で有意差には至らず改善傾向にとどまる（$P=0.06$）という結果でした。週単位では，心窩部痛で六君子湯群において有意な改善を示し（$P=0.02$），サブ解析では*H. pylori*感染状態の患者のほうが非感染患者よりも相対的に治療効果が上がりやすいこと，血漿アシルグレリン濃度変化と症状との相関から，六君子湯には*H. pylori*感染による起こるアシルグレリンの低下を正常レベルに回復させる作用があることが示唆されました。また，重篤な有害事象は観察されず六君子湯の安全性も確認されています。

エビデンスの解釈と臨床応用

　　漢方薬を用いた二重盲検RCT全般に，主要評価項目ではプラセボとの比較で有意差に至らず改善傾向にとどまり，サブ解析を行うことにより有意差が明らかとなる報告が多い印象があります。この結果はある意味もっともで，漢方では個別に病態を勘案し漢方治療を行うため，疾患を対象にマススタディーを行う西洋医学的手法には研究デザインとしてマッチしていないことからくる結果と思われます。そのような背景を勘案しても，六君子湯によるFDに対する二重盲検RCTは非常に情報に富む研究と言えます。食後のもたれ感では両群間で有意差には至らず改善傾向にとどまり，ディスペプシア4症状の消失率は心窩部痛において六君子湯群で有意に高値という点を解釈すると，食後の胃もたれ感＋心窩部痛を伴う症例には相性がよいように思います。さらに，六君子湯には食欲を促進するグレリンの分泌を促す作用も報告されており，実臨床では古くから食思不振＋食後のもたれ＋心窩部痛に用いられてきました。この3つの症状があれば六君子湯の効果がより期待できると考えます。

作用機序に関する報告

　　胃排出能促進作用[3)~5)]，胃適応性弛緩に対する作用[6)~10)]，胃粘膜血流改善作用[11)12)]，食道クリアランス改善作用[13)14)]など多岐にわたり機能的な側面からの報告がなされています。また，グレリン分泌促進による食欲改善作用[15)~17)]なども報告されています。どれも低下した機能を正常化する向きに働いているのが興味深い点です。

似た漢方薬の「使い分け（鑑別）」

　　上腹部痛や食後膨満感，痞え感，もたれ感などFDに関連する諸症状に漢方薬を用いる場合の使い分けについてです。上腹部症状で痛みが主症状の際には，安中散が第一選択で用いられます。また，ストレスによる腹部症状の悪化が明らかで上腹部痛や心窩部・胸肋部の張りが明らかな際には柴胡桂枝湯を処方します。上腹部症状に食欲不振を伴う場合には六君子湯をベースにし，これに不安感や倦怠感があれば香蘇散を追加，ストレスによる悪化と上腹部の痞え感が強い場合には四逆散を追加します。さらに，胸部から腹部まで広がる痞え感や膨満感がある場合には茯苓飲合半夏厚朴湯を用います。茯苓飲合半夏厚朴湯は甘草を含まない点からも使いやすい漢方薬です。

もっとエビデンス

六君子湯投与およびプロトンポンプ阻害薬(proton pump inhibitor：PPI)と六君子湯の併用が消化不良症状の改善に有効であることを示した報告があります。小出らは、非びらん性胃食道逆流症を対象にRCTを行い、PPI投与群、六君子湯投与群、PPI＋六君子湯投与群での全消化管症状、逆流症状、腹痛、消化不良症状に対する効果を検討しています。差が明らかとなった点として消化不良症状があり、六君子湯群ならびに六君子湯＋PPI併用群はPPI単独群に比較して、消化不良症状の有意な改善がみられました[18]。

FD患者を対象とした六君子湯のグレリン増加作用と症状改善作用、およびその作用機序を検討したRCTがAraiらにより報告されています[19]。Araiらは、六君子湯投与群とドンペリドン投与群で投与から4週間で消化管症状(Gastrointestinal Symptom Rating Scale：GSRS)、抑うつ症状などを評価しています。その結果、4週間目には両群でGSRSスコアが有意に改善しました。六君子湯投与群では投与2週間で測定した血中アシルグレリン濃度が投与前に比し有意に増加し、胃酸逆流・消化不良の改善と有意な正の相関を示したことを報告しています。このことから、FDに対する六君子湯の効果とともに臨床的機序の一端としてグレリンが関与していることが示されました。

参考文献

1) 日本消化器病学会：機能性消化管疾患診療ガイドライン2014―機能性ディスペプシア(FD). 2014.
2) Suzuki H, et al：Neurogastroenterol Motil. 2014；26(7)：950-61.
3) Tatsuta M, et al：Aliment Pharmacol Ther. 1993；7(4)：459-62.
4) Takahashi T, et al：World J Surg. 2009；33(2)：296-302.
5) Kido T, et al：J Pharmacol Sci. 2005；98(2)：161-7.
6) Kusunoki H, et al：Intern Med. 2010；49(20)：2195-202.
7) Arakawa T, et al：Drugs Exp Clin Res. 1999；25(5)：207-10.
8) 荒川哲男, 他：Prog Med. 1999；19(4)：829-33.
9) Hayakawa T, et al：Drugs Exp Clin Res. 1999；25(5)：211-8.
10) 楠 裕明：日東洋心身医研. 2007；22(1/2)：5-11.
11) Kurose I, et al：Pathophysiology. 1995；2(3)：153-9.
12) 川合 満, 他：Ther Res. 1993；14：2061-8.
13) Kawahara H, et al：Pediatr Surg Int. 2007；23(10)：1001-5.
14) 川原央好, 他：医事新報. 2010；4511：58-64.
15) Takeda H, et al：Gastroenterology. 2008；134(7)：2004-13.
16) Yakabi K, et al：Regul Pept. 2010；161(1-3)：97-105.
17) Yakabi K, et al：Endocrinology. 2010；151(8)：3773-82.
18) 小出明範：MedicalQ. 2006；187.
19) Arai M, et al：Hepatogastroenterology. 2012；59(113)：62-6.

| コラム | 胃食道逆流症に対する漢方薬とPPIの併用は? |

髙山　真

▶ 胃食道逆流症（GERD）診療ガイドライン2015では，漢方薬とPPIとの併用で上乗せ効果が期待できるとして，六君子湯が質の低いエビデンスレベル，弱い推奨として挙げられています（☞6，7頁）。基本的に，PPIは胃酸分泌過多もしくは胃酸の逆流による症状に対する効果を想定します。PPIには，胃からの食道逆流予防，消化管運動促進，胃排出能促進，胃適応性弛緩などの作用は期待できないと考えます。これらの機能的な側面を改善するときに六君子湯などの漢方薬と併用することにより，臨床的改善効果が上がりやすくなります。同じような考え方で，PPI＋茯苓飲合半夏厚朴湯の処方も用いることが多い組み合わせになります。半夏瀉心湯が非常に効果的だった症例もあります。

第**2**部 ● 各疾患と漢方薬のエビデンス

2 消化器疾患

過敏性腸症候群

2-2

髙山　真

はじめに

　過敏性腸症候群(irritable bowel syndrome：IBS) は一般診療で頻繁に遭遇する代表的な機能性腸疾患であり，腹痛あるいは腹部不快感とそれに関連する便通異常が慢性もしくは再発性に持続する状態と定義されています[1]。便の状態から下痢型，便秘型，混合型，分類不能型に分類され，疾患の特徴としては比較的若年者に発症が多いこと，採血や画像，消化器内視鏡などの検査で異常を示さないことが挙げられます。その病態は身体心理社会的側面を背景に，ストレスや自律神経の不均等，炎症や免疫的機序など様々な生体反応が関連し症状を呈する脳腸相関の概念が提唱されています。過敏な脳(心)がストレスを感じ，中枢神経系や神経内分泌系，免疫系などを介して，下部消化管(腸)で蠕動運動や内臓感覚域値の低下が生じることや過敏な腸の症状が脳(心)に過度の不安を与えることにもなります。治療に際しては生活・心理・食事の指導や薬物療法など心身両面からのアプローチを考えていきます。その中に，漢方的な生活指導や漢方薬治療が含まれてきます。

IBS に対する漢方治療の例

症 例　10代後半女児
　　　　主訴：腹痛と下痢，その後の便秘
　　　　既往歴：幼少時より学校行事の前には腹の調子が悪くなり，近医小児科より
　　　　整腸薬などの処方を受けていた。
　　　　現病歴：中学入学後，定期テスト前になると腹痛と下痢を生じ，トイレに駆け
　　　　込むことを繰り返すようになったため当院を受診。腹痛と下痢は急に出現し
　　　　排便により症状は軽快するが，腹部膨満感解消には20〜30分と時間がかか
　　　　ることが多く，下痢が出た後は数日間便秘となり，排便があっても兎糞状の

▼

便が少し出る状態であった。最近では，腹の調子が悪いと気分が落ち込むため保健室で休むか，学校を休むことが多くなっていた。

経過：便秘と下痢を繰り返す，特に下痢の際に腹部症状が強いタイプのIBSと考えられたため，下記の臨床研究[2]を参考に，桂枝加芍薬湯を処方した。1カ月後には腹痛と便秘症状は軽減，上腹部の痞えと下痢症状が残存していたため六君子湯を追加したところ，腹部全体の愁訴は軽減し，月経周期に関連する多少の増悪はあったものの緩徐に症状は改善していった。高校入学後は内服を継続しながら毎日登校できるようになった。

処方例 桂枝加芍薬湯7.5g（1回2.5g，1日3回，毎食前）
➡桂枝加芍薬湯5.0g（1回2.5g，1日2回，朝夕食前）＋六君子湯5.0g
（1回2.5g，1日2回，朝夕食前）

〔「機能性消化管疾患診療ガイドライン2014─過敏性腸症候群（IBS）」では，IBSに対して桂枝加芍薬湯が質の低いエビデンスレベル，弱い推奨として記載されています（☞8, 9頁）〕

エビデンスの紹介 ••

　IBS患者を対象に，桂枝加芍薬湯とプラセボを用いた二重盲検RCTが多施設共同研究として行われています[2]。1カ月間の投与により，腹痛の項目のみ桂枝加芍薬湯はプラセボと比較して改善傾向を示しており，特に下痢型の症状による腹痛を有意に改善していました。

エビデンスの解釈と臨床応用 ••••••••••••••••••••••••••••••••••

　IBSに対する桂枝加芍薬湯の二重盲検RCTでは，便通異常所見（便の性状，排便回数，残便感），消化器症状（腹痛，腹部膨満感，ガス症状，腹鳴，食欲不振，悪心・嘔吐，胸焼け，げっぷ）などを評価項目としていますが，1カ月の投与で腹痛に関して改善傾向が示されていました。また，特に下痢型では，腹痛の中等度以上の改善率が有意に高い結果となり，桂枝加芍薬湯はIBSの腹痛に対し，特に下痢型において有効と考えられます。また，安全性評価においても両群間に有意差がなかったことから，安全に使用できる漢方薬と解釈できます。これらをもとに考えると，IBSの腹痛軽減目的で使用するのが現段階では妥当と考えられます。

作用機序に関する報告

桂枝加芍薬湯の研究では，動物実験で止瀉作用や腸管輸送能亢進を抑制する作用が報告されています。また，薬理作用として，抗コリン作用は軽度，NO遊離促進作用とSKチャネル活性化による平滑筋弛緩作用などが報告されています[3]。

一方で，使い分けに挙げた下痢型IBSに対して用いることが多い半夏瀉心湯に関しては，ヒトで胃排出促進作用，動物で胃排出促進作用，胃粘膜防御作用，抗炎症作用，大腸水分吸収亢進作用，止瀉作用が報告されています。薬理作用として抗コリン作用やNO遊離による平滑筋弛緩作用などが報告されています[3]。

似た漢方薬の「使い分け（鑑別）」

腹部症状に用いる漢方薬は多岐にわたります。漢方薬の効果から考えると，IBSの下痢型でも随伴症状によって複数の使い分けがありえます。下痢型で，心窩部の痞え感（自覚症状でも他覚的所見でも可）があり，発作時の腸管蠕動音（ギュルギュル音）

コラム　　大建中湯処方のコツ

髙山　真

▶ 慢性便秘症診療ガイドライン2017では，大建中湯などの漢方薬が質の低いエビデンス，弱い推奨として挙げられています（☞8，9頁）。

▶ 腹部術後で経験することが多い，腹部の冷え＋腹痛・腹部膨満感の症例には大建中湯が用いられることが多いと思います。大建中湯は腸管を温めて動きを助ける漢方薬で，実験でも腸管血流と腸管蠕動運動を促進する作用が確認されています。臨床的には長期間使用することで逆にお腹が温まりすぎて空回りし，薬効が発揮されなくなることも経験します。これまでにも大建中湯を長期服用して熱証をきたした症例が報告されています[1]。大建中湯は温める漢方薬と考えて，冷えがなくなれば減量したほうがよく，熱感や口渇などを訴える場合にはいったん中止も必要となります。腹部・骨盤内手術後の排便障害・腹痛に長期的に使用する際には，大建中湯と桂枝加芍薬湯を常用量の半分ずつ使用することで，痛みと蠕動運動をマイルドにコントロールできる場合もあります。

参考文献

1）糸賀知子，他：日東洋医誌．2017；68（2）：123-6．

が強い場合には，半夏瀉心湯が候補となります。下痢型で，疲れやすく，胃もたれしやすい場合には六君子湯が用いられます。下痢型で，心窩部の冷え症状があれば人参湯，臍から下が冷えて下肢のむくみを感じやすければ真武湯が用いられます。一方，便秘型には，腹痛を和らげつつ排便を促す桂枝加芍薬大黄湯が使いやすい漢方薬です。便秘型で月経困難症や経血に血塊が多いような女性（骨盤内の循環障害が疑われる症例）には桃核承気湯（骨盤内血流の改善と排便促進作用を有する）が用いられます。

もっとエビデンス

　IBSに対する桂枝加芍薬湯と柴胡桂枝湯の治療効果を比較した報告があります[4]。各々7.5g，分3，2週間投与を行い，腹部症状の変化を4段階で比較，検討をしています。桂枝加芍薬湯投与群では交替制便通異常，下腹部痛，下痢，便秘，腹部膨満感において50％以上の改善率，柴胡桂枝湯投与群では心窩部痛に50％の改善率を認めていました。この研究では，桂枝加芍薬湯に関してIBSの病型や漢方的診断にさほどこだわらずに処方しても効果が得られる可能性を示唆しています。

参考文献

1) 日本消化器病学会：機能性消化管疾患診療ガイドライン2014─過敏性腸症候群（IBS）．2014，p2.
2) 佐々木大輔, 他：臨と研．1998；75（5）：1136-52.
3) 鬼頭佳彦, 他：漢方医．2014；38（1）：36-9.
4) 石井　史, 他：Prog Med．1993；13（12）：2893-900.

コラム　FDとIBSの合併

髙山　真

▶ FDもIBSも機能性消化管疾患に含まれ，FDとIBSの合併が多いことが知られています。両者ともに食事や生活習慣，心理的側面の影響を受けやすく，指導も漢方薬の選択も症例ごとに異なります。「IBSに対する漢方治療の例」（☞38頁）の症例は，IBS症状を主訴として来院していますが，経過中にFD症状も明らかとなり，腹部全体のバランスを考えて漢方薬を処方し症状の改善につながりました。

第**2**部 ● 各疾患と漢方薬のエビデンス

2 消化器疾患
便秘・イレウス

2-2

沼田健裕

はじめに

　便秘は排便障害であり，イレウスは腸管の通過障害ですから，本来は別の病態ではありますが，長引く便秘がイレウスの原因となることもあります。また，排便状態を整えることでイレウスを予防できる漢方薬があるために，本項では2つの病態をあわせて考えていきます。

　国内において便秘治療目的で保険適用のある漢方エキス製剤については，基礎研究から得られた作用機序の知見や臨床研究の成果をもとに，Iizukaらがレビューでまとめています[1]。そこでは構成生薬に大黄を含有する方剤と，建中湯を基盤に有する方剤との2つに分類されています。単独で用いても下剤の性質を有している大黄を構成生薬として持つ方剤（大黄含有方剤）として，大黄甘草湯，麻子仁丸，潤腸湯などが紹介されています。一方，建中湯を基盤に有する方剤（建中湯系方剤）として，大建中湯などが紹介されています。

　大黄が下剤として作用する薬理学的機序は後に述べますが，大黄に含まれているセンノシドを成分とする錠剤が便秘治療に用いられていることはよく知られているところです。そのため，大黄含有方剤が便秘改善作用を有するであろうことは予測できますが，ヒトに対する臨床的エビデンスが構築されている方剤は必ずしも多くありません。

　一方で上記方剤のうち現在最もエビデンス構築が進んでいるのは，建中湯系方剤のひとつである大建中湯です。以下にもたびたび登場してきます。

便秘・イレウスに対する漢方治療の例

症 例 76歳女性。42歳時に子宮癌に対して子宮摘出術および放射線治療歴がある。65歳時から常に腹痛があり，近医ではイレウスと指摘されていた。ある日の午後嘔気・嘔吐があり救急外来を受診した。

▼

〈主な検査所見〉腹部単純X線立位像：小腸ガス像，鏡面像。血液検査：白血球13,200/μL，K 3.0mEq/Lのほか明らかな異常所見なし。

画像検査からイレウスを疑い，絶飲食と輸液・抗菌薬による入院治療を開始したが，第2病日には頻回の下痢があり，抗菌薬を中止とした。腹部CTでは閉塞機転は確認されなかった。問診を繰り返すと，腹痛への恐怖心からセンノシドを乱用しほとんど常に下痢で排便していたことが聴取でき，消化管からのカリウム喪失が増加することにより，低カリウム血症を引き起こしたものと考えられた。第3病日には飲水を，第5病日には流動食と酸化マグネシウム2g（分3）の投薬を開始した。第7病日には酸化マグネシウムを大建中湯15g（分3）投与に変更したところ，第8病日には本人いわく「何年ぶりかで」有形便が得られた。その後内服薬を調整し退院可能となった。

処方例　大建中湯15g（1回5g，1日3回，毎食前）

〔「慢性便秘症診療ガイドライン2017」では，慢性便秘に対して大建中湯などの漢方薬が質の低いエビデンス，弱い推奨として記載されています（☞8，9頁）〕

エビデンスの紹介

　便秘やイレウスに関しては比較的多くのRCTがなされて日本東洋医学会からEKAT（漢方治療エビデンスレポート）として公開されています[2]。そのうち，最も多く収載されているのは大建中湯で，比較的早期のものから確認していくと，1995年に久保ら[3]は多施設における術後単純性癒着性イレウスに対して，大建中湯の有効性，安全性，有用性を無作為割り付け法により大建中湯の投与群と非投与群とで比較検討しています。排便・排ガスまでの時間やイレウス管抜去までの時間といった客観的指標では，両群間に有意差は認められませんでしたが，自覚症状や主治医判定によるイレウス改善度では差が認められました。それから20年経過した2015年になってようやく，プラセボを用いた二重盲検RCTが胃全摘術後の患者に対して行われ，術後から大建中湯を12日間投与することで腸管蠕動機能が改善することが示されました[4]。

　外科における術後のイレウスや便秘に対する検討が多くなされている一方で，内科的な機能性便秘についての検討はあまり多くありません。筆者らは，脳血管障害後遺症で便秘を有する患者を対象として，従来からの便秘治療を継続するという条件のもと，大建中湯投与群と非投与群の2群にランダムに割り付けて，4週間の大建中湯投与／観察を行ったRCTにより，投与群において便秘臨床スコア（constipation scoring system：CSS）と腸管内ガス量スコア（gas volume score：GVS）が有意に改善する

ことを示しました[5]（図1～3）。

　EKATに収載されているほか，香港で二重盲検RCTが行われた方剤が麻子仁丸です。国内では弛緩性便秘の高齢者を対象として，麻子仁丸と潤腸湯をクロスオーバーで2週間ずつ投与し，有効率がそれぞれ74.2%と61.3%となった報告がなされています[6]。香港で行われた二重盲検RCTは，プラセボを用いて麻子仁丸の下剤としての効果を調べた論文です。残便感のない自発的な排便が週に1回以上ある被験者をレスポンダーとして，内服時のレスポンダー率は麻子仁丸実薬群が43.3%，プラセボ群が8.3%という結果が示されています[7]。

　大黄甘草湯についても，二重盲検RCTが行われ，EKATに掲載されています。大黄甘草湯常用量，低用量，プラセボの3群に分けて2週間投与し，著明改善が順に43.2%，31.7%，27.7%，中等度改善が36.8%，24.4%，14.9%となり，3群間で有意差が認められたと報告されています[8]。

　九味檳榔湯については，透析を受けている高齢の慢性便秘患者318名を，九味檳榔湯エキス（6.0g/日）投与群とマグネシウム薬（2.0g/日）投与群にランダムに割り付け，9カ月間投与した研究が報告されています。便意もよおし回数，併用下剤使用量，排便行為随伴症状のそれぞれについて，九味檳榔湯投与群において有意に改善されました[9]。

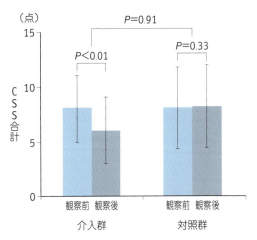

図1 ▶ CSSの結果
両群観察前の値に有意差はなかった。二元配置分散分析で$P<0.01$と有意差を認め，事後解析では介入群のみに有意差が認められた。
（文献5より引用）

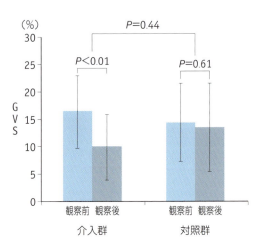

図2 ▶ GVSの結果
両群観察前の値に有意差はなかった。投与後介入群ではGVSが16.3%から9.9%へと減少した。二元配置分散分析では$P=0.03$と有意差を認め，事後解析では介入群のみに有意差が認められた。
（文献5より引用）

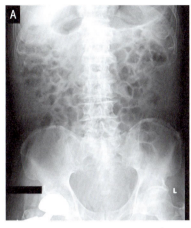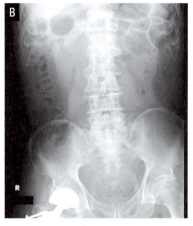

図3 ▶ 大建中湯投与後にGVSが顕著に減少した86歳男性の腹部単純X線写真
GVSが投与前26％（A）から投与後12.3％（B）へと減少した。

（文献5より引用）

エビデンスの解釈と臨床応用

　先に筆者らが脳卒中後遺症による機能性便秘に大建中湯が有効である[5]と示しましたが，一方で，Iturrinoらは特発性機能性便秘の被験者を対象にプラセボを用いた二重盲検RCTにおいて，排便を促進するという有意なデータは得られず[10]，一見すると我々の研究結果と矛盾するかのようにも思われます。なにが異なるのか探る目的をもってこの論文をよく読むと，被験者のBMI（body mass index）が違うことに気づかされます。Iturrinoらの研究では，全被験者のBMI平均値が25.8kg/m^{2}であるのに対し，我々の研究のそれは19.9kg/m^{2}であったのです。つまり，大建中湯は本来「寒証」と呼ばれるお腹が冷えて食欲が低下しているタイプの患者に用いる薬剤なのですが，BMIからはIturrinoらの研究の被験者は大建中湯のタイプに該当しないと類推することができます。この考察について我々は別の論文で詳細に論述しています[11]。

　「証」と呼ばれる漢方的病態分類が適切でない患者に対して臨床研究を行うと，先に示したようにnegative dataとなってしまいます[10]が，実際の臨床においてはさらに注意深く対応する必要があります。実際，腹式単純子宮全摘術後から10年以上の長期にわたって大建中湯の投与を受け，従来は軽快していた便秘症状の再燃に加えて上半身の熱感やのぼせという形で副作用が出現したという症例報告もなされています[12]。生薬や漢方の持つ寒涼性や温熱性といった性質に注意を向けず，また「証」の変化を認識せずに漫然と病名投与を継続する，という診療スタイルの功罪が問われていると思います。

作用機序に関する報告

上記方剤のうち，現在基礎研究において作用機序の解明が最もなされているのは，大建中湯です。健常人を対象として，大建中湯投与が腸管に血液を供給する上腸間膜動脈の血流を増加させること[13]，さらには，動物や細胞を用いた基礎研究では，腸管運動の促進には，セロトニン[14][15]・モチリン[16]〜[18]・サブスタンスP[19]〜[22]等の内因性物質の分泌が関与していること，腸管血流増加には，カルシトニン遺伝子関連ペプチド（calcitonin gene-related peptide：CGRP）[19][20][22][23]やアドレノメデュリン[23]〜[26]が関与していることが報告されています。

一方で，脳卒中後遺症患者に対して行った筆者らの研究では4週間の大建中湯投与前後のCGRPを比較しましたが，投与前後における有意な変化は認められませんでした[5]。排便状態が改善されることとCGRPの変化が一致しなかったのです。その理由として被験者数や併用する薬剤の影響など，考慮すべき点はあるものと考えられますが，多成分系の漢方薬の作用機序を考える場合には，細胞や動物による実験結果をそのままヒトに応用するのには慎重さが必要であろうと思われます。

また，臨床研究エビデンスがあまり多くはない潤腸湯ですが，便秘モデルのラットを用いてその作用機序について研究が行われています。小腸内水分分泌量を増加させ，腸管輸送能を亢進させたことが報告されています[27]。

本項冒頭で述べたように，漢方薬には大黄含有方剤が少なからずあります。生薬としての大黄は薬理作用が確認されています。大黄の成分であるセンノシド AおよびセンノシドBは腸管内で腸内細菌の働きによって糖鎖が外れてレインアンスロンへと変化し，腸管蠕動運動を亢進します[28]。

似た漢方薬の「使い分け（鑑別）」

漢方の使い分けをする場合には，深入りする必要はありませんが，寒・涼・温・熱という伝統医学的概念を借りて理解するほうが容易になるだろうと思います。大建中湯は術後の腸管運動を改善することでイレウスを予防したり，脳血管障害後遺症の便秘を治療したりするのに有効であるとのエビデンスを紹介しました。大建中湯は大黄を含まず，刺激性下剤とはその性質を異にしています。大建中湯の構成生薬は，薬用人参，山椒，乾姜（生姜を蒸して乾燥させたもの），膠飴の4種で，腸管の血流を改善し温めることで腸管運動を改善します。開腹による手術侵襲で腸管が冷えてしまった状態，脳血管障害とその後遺症で腸管の血流が悪く腸蠕動が低下してしまった状態を改善すると考えると理解しやすくなります。大黄やセンナは伝統医学において

は寒性を有する生薬と分類され，先述の76歳女性の症例が下剤を乱用することで腸管を冷やしてしまっていたと考えると大建中湯が奏効した理由がよく理解できます。

　大黄含有方剤のうち，麻子仁丸と潤腸湯は経験的に兎糞様便（コロコロ便）に対して用いられます。この2剤の使い分けは，大便の乾燥がより強く皮膚にも乾燥がみられる場合に潤腸湯を選ぶとよいと考えられます。大黄甘草湯は寒性の大黄と寒熱の偏りのない平性の甘草の二味で構成される方剤ですので，穏やかな刺激性下剤と理解して用いることができます。それでも長期にわたり連用するとやはり腸管を冷やしてしまう可能性を意識しておかなくてはいけません。九味檳榔湯は大黄を少量含有しますが，温熱性の桂皮や呉茱萸・生姜などが配合されているため，冷やしてしまう可能性を考える必要はありません。一般には下剤目的として用いるよりも，厚朴・木香・蘇葉といった軽い抗うつ作用をもった生薬の配合があることから，抑うつ状態に便秘を伴うときなどに用いられます。

参考文献

1) Iizuka N, et al：Front Pharmacol. 2015；6：73.
2) 日本東洋医学会：EBM委員会 [http://www.jsom.or.jp/medical/ebm/]
3) 久保宣博, 他：Prog Med. 1995；15：1962-7.
4) Yoshikawa K, et al：J Am Coll Surg. 2015；221(2)：571-8.
5) Numata T, et al：Evid Based Complement Alternat Med. 2014；2014：231258.
6) 石岡忠夫：漢方の臨. 1996；43：1431-7.
7) Cheng CW, et al：Am J Gastroenterol. 2011；106(1)：120-9.
8) 三好秋馬, 他：消化器科. 1996；22：314-28.
9) 西澤芳男, 他：漢方研. 2004；388：132-8.
10) Iturrino J, et al：Aliment Pharmacol Ther. 2013；37(8)：776-85.
11) 沼田健裕, 他：漢方と最新治療. 2015；24(2)：145-52.
12) 糸賀知子, 他：日東医誌. 2017；68(2)：123-6.
13) Takayama S, et al：Forsch Komplementmed. 2010；17(4)：195-201.
14) Nagano T, et al：Biol Pharm Bull. 2000；23(3)：352-3.
15) Satoh K, et al：Dig Dis Sci. 2001；46(2)：250-6.
16) Nagano T, et al：Biol Pharm Bull. 1999；22(10)：1131-3.
17) Satoh Y, et al：Journal of Traditional Medicines. 2010；27(3)：115-21.
18) Sato Y, et al：Biol Pharm Bull. 2006；29(1)：166-71.
19) Kono T, et al：J Surg Res. 2008；150(1)：78-84.
20) Sato Y, et al：Biol Pharm Bull. 2004；27(11)：1875-7.
21) Suzuki Y, et al：Biomedicine & Aging Pathology. 2012；2(3)：81-4.
22) Murata P, et al：Life Sci. 2002；70(17)：2061-70.
23) Kono T, et al：J Gastroenterol. 2011；46(10)：1187-96.
24) Kaneko A, et al：Gastroenterol Res Pract. 2013；2013：384057.
25) Kono T, et al：J Crohns Colitis. 2010；4(2)：161-70.
26) Kono T, et al：Am J Physiol Gastrointest Liver Physiol. 2013；304(4)：G428-36.
27) 前村和也, 他：Jpn Pharmacol Ther. 2014；42(12)：915-21.
28) Dreessen M, et al：J Pharm Pharmacol. 1981；33(10)：679-81.

第**2**部 ● 各疾患と漢方薬のエビデンス

3 循環器疾患
高血圧

2-3

佐々木浩代，髙山　真

はじめに

　日本の高血圧者数は約4,300万人と推定され，環境，ストレス，食生活など様々な要因が関連し，今後も患者数は増加すると予想されます。高血圧は多くの心血管系疾患，慢性腎臓病の原因，増悪因子であることは周知の通りです。日本高血圧学会の高血圧治療ガイドライン2014[1]では，高血圧管理の対象を140/90mmHg以上の高血圧患者とし，脳卒中や心臓病，腎不全発症リスクが高い病態である糖尿病，蛋白尿陽性の慢性腎臓病を合併した患者では130/80mmHg以上が治療対象となるとしています。その治療は合併症の有無により細かく分類され，西洋医学的には降圧薬としてアンジオテンシンⅡ受容体拮抗薬（angiotensin Ⅱ receptor blocker：ARB），利尿薬，カルシウム拮抗薬など様々な薬剤があり，生活指導を含め，原疾患のステージに合わせて用いられます。では，漢方薬の出番はどこにあるのでしょうか？　高血圧には頭痛，耳鳴り，めまい，肩こりなど様々な随伴症状を伴うことが多く，またカルシウム拮抗薬使用に伴うのぼせなどを併存することもあります。漢方薬の出番は，血圧のコントロール自体というよりは，このような随伴症状に対応することで生活の質を改善するところにあると考えます。

高血圧症に対する漢方薬治療の例

症 例　72歳女性。高血圧のためにARBと利尿薬の合剤に加えてカルシウム拮抗薬が処方され，家庭血圧では140/80mmHg程度，心拍数は80回/分程度で経過していた。夕方になると上半身が熱くなり，何度も血圧を測りなおし，イライラして動悸が止まらなくなるとして紹介となった。最近は眠れないことも多く，眠れても体が熱くて寝汗をかいて起きてしまうとのことであった。下記のRCT[2]を参考に，黄連解毒湯を処方したところ，体の熱感が軽減

▼

し，血圧を測りなおす頻度も減った。これに伴いイライラと動悸も少なくなったが，不眠と寝汗が残っていたことから，六味丸を追加した。その後，不眠も解消し寝汗もなくなり，朝まで眠れるようになった。降圧薬は継続中で，家庭血圧では130／70mmHg程度，心拍数は70回／分程度と以前よりも少し下がり，血圧の変動も少なくなった。

処方例　黄連解毒湯5g（1回2.5g，1日2回，夕食と就寝の前）
➡六味丸5g（1回2.5g，1日2回，夕食と就寝の前）を追加

エビデンスの紹介

　荒川らは，高血圧患者を対象とし黄連解毒湯の効果を検討した二重盲検RCTを報告しています。対象は，高血圧随伴症状（興奮，精神不安，睡眠障害，のぼせ，顔面紅潮）を伴う本態性高血圧患者265例で，降圧薬は無投与とし，黄連解毒湯投与群134例とプラセボ群131例で，8週間内服後の随伴症状，血圧降下度などを比較検討しています。

　この研究では，漢方的見方を取り入れ，「漢方医学的に寒・虚証（体力が低下し，やせ型の人）と考えられる患者」を除外しているところが興味深いところです。黄連解毒湯投与は，降圧有効率においてプラセボと比較して有意差はなかったものの，のぼせや顔面紅潮の有効性において有意差が認められ，頭重・頭痛，肩こり，めまい，全身倦怠感などの総合点数でも有意差がみられたと報告しています[2]。

エビデンスの解釈と臨床応用

　黄連解毒湯は炎症や熱症状を改善する目的で使用される漢方薬です。冷え症の方には用いないため，本研究では除外基準が設けられ，漢方薬の効果が上がりやすい対象者を選択したと考えられます。高血圧治療中で，頭痛や肩こり，めまいなどの上半身の症状があり，見た目が赤（のぼせなど）の患者さんに使用すると症状緩和に期待が持てます。カルシウム拮抗薬は，血管拡張作用に伴うのぼせや頻脈をきたしやすいものもあります。また，利尿薬の長期使用ではやや脱水に傾き，交感神経系が刺激されやすくなります。そこで，黄連解毒湯でのぼせや熱感を冷まし，六味丸で体液バランスの調整を行うと，相乗効果で効きやすくなります。

作用機序に関する報告

　黄連解毒湯は、黄芩、黄連、黄柏、山梔子の4種類の生薬からなります。含有成分として、黄芩にはbaicalin，baicalein，wogonin，黄連にはferulic acid，黄連・黄柏にはberberine，palmatine，山梔子にはgeniposideなどがあります。

　脇田らは、黄連解毒湯およびその構成生薬の心・血管系に対する作用について検討しています[3]。ほてり・顔面紅潮の代替的指標として、ラットの耳介血流量を測定したところ、黄連解毒湯は、正常ラットにおいて血圧・心拍数に著変はないものの、耳介血流量を速やかに低下させました。一方、中枢・循環機能を亢進させるtheophylline処置ラットにおいて、黄連解毒湯は血圧・心拍数・耳介血流量すべてを低下させています。著者らは、theophylline処置ラットは黄連解毒湯の証、すなわち実証とみなされ、より効果が発現しやすかった可能性を示唆しています。また、黄連解毒湯は、摘出心房筋収縮頻度と収縮力、冠血流量と左室収縮期圧ならびに心拍数に対しても顕著な作用はみられませんでしたが、濃度依存的に血管平滑筋を収縮させ、そのことが耳介血流量低下に影響したと考察しています。構成生薬の中では、末梢血管平滑筋に対し、黄芩に黄連解毒湯と同様の作用が確認され、また含有成分としてはbaicalinに主作用があるとされました。そして、その作用はカテコラミンおよび5-HT以外の、何らかの神経伝達物質の放出が関与していると推測されています。

似た漢方の「使い分け（鑑別）」

　高血圧の随伴症状に対する処方の使い分けですが、その随伴症状や身体所見を用いて、まずは元気か虚弱かを診ます。元気そうなら熱を冷ます、抑える、貯まったものを排泄させるなどの治療を行いやすく、虚弱なら補うことを念頭に置いて治療を行います。黄連解毒湯は、元気そうで精神的に落ちつきがなく、熱感を主訴にするときによく用います。黄連解毒湯を処方しようと思うような方で、便秘にも困っている場合には大黄が入った三黄瀉心湯を選択します。元気そうで気持ちに落ちつきがなく、皮膚のくすみや月経異常があり、肩こりや便秘があれば桃核承気湯がより効きやすくなります。いつもストレスが多く働き盛りのメタボののぼせには大柴胡湯が効きやすいのですが、この場合上腹部が張る症状がよく起きています。

　見た目が虚弱な患者さんには、補う漢方薬を考えます。六味丸は高齢に伴う泌尿生殖器系や下半身の筋力の衰えがみられ、ほてりを有するときに使用します。少し冷えが出てきたら八味地黄丸（六味丸＋桂皮と附子で温める）にして温めてあげて、さらに下肢のむくみが出てきたら牛車腎気丸（八味地黄丸＋牛膝と車前子で水分代謝を促進）

に変えていきます。症状が改善したら，減量して少量で継続するほうが体調管理には
よい印象です。朝方の頭痛，めまい，耳鳴りなど頭に上がる症状があれば釣藤散を使
用するとスッキリします。

　高血圧治療ガイドライン2014では薬剤誘発性高血圧症として甘草による副作用が
挙げられています。記述研究や専門委員会，専門家の意見をもとに，処方の中止やア
ルドステロン拮抗薬の使用が記載されています（☞12，13頁）。

参考文献

1) 日本高血圧学会高血圧治療ガイドライン作成委員会，編：高血圧治療ガイドライン2014. 2014.
2) 荒川規矩男，他：臨と研. 2003；80：354-72.
3) 脇田広美，他：和漢医薬誌. 2002；19(6)：230-7.

コラム　腎臓病と漢方

佐々木浩代

▶ 日本の慢性腎臓病（chronic kidney disease：CKD）総患者数は1,330万人と言われており，成人人口の12.9％を占めています[1]。原疾患としては，IgA腎症を含む慢性糸球体腎炎，ネフローゼ症候群（膜性腎症などの一次性，糖尿病性腎症やループス腎炎などの二次性），腎硬化症，血管炎など多岐にわたります。いずれも進行すると維持透析療法を要し，毎年3万5,000人を超える患者さんが新規に透析導入されています[2]。

▶ 原疾患治療として，ステロイドや免疫療法が多く用いられますが，再発や投薬による副作用などの問題があります。漢方治療の役割としては，ステロイド投与量の減量や副作用軽減，腎機能障害の進行抑制などが，今後期待されうることと思われます。

▶ 慢性糸球体腎炎やネフローゼ症候群に対しては，東条らが同疾患227例に対し，柴苓湯を6カ月以上投与し，尿蛋白改善度がステロイド剤と抗血小板薬に柴苓湯を併用した群において61.5％でしたが，柴苓湯単独投与群においても52.9％に認められたと報告されています[3]。そのほか，慢性腎炎には柴朴湯，小柴胡湯，当帰芍薬散，補中益気湯や，ネフローゼ症候群には防已黄耆湯，当帰芍薬散，五苓散，八味地黄丸，六味丸などが使用されています[4]〜[6]。

▶ 慢性腎不全の病態を，腎の衰えと不純物の蓄積と捉えて，大黄含有処方である温脾湯を慢性腎不全患者に投与したところ，透析導入時期の延長が認められたとする報告があります[7]。また，血管拡張作用や抗炎症・免疫賦活作用などを持つ黄耆を

▼

CKDへ投与した文献[8]では，蛋白尿の減少やヘモグロビン・アルブミン増加にある程度の効果が期待できると考えられましたが，報告内容が不十分で最終的に断定はできないとされています。

▶ 透析患者さんにおいては，慢性的な体力の低下や水・不純物の停滞と蓄積，さらに必要な組織（皮膚や筋肉）に栄養が循環しにくい複合した病態と考えられます。多愁訴を伴う場合，水バランスの是正に五苓散，瘙痒感の改善に当帰飲子など，まずは1剤で開始してみてはいかがでしょうか。また，透析中に血圧低下で除水困難な場合には五苓散や柴苓湯，下肢攣りには芍薬甘草湯，皮膚瘙痒症には当帰飲子，黄連解毒湯，温清飲，不眠・不安・うつ傾向には柴胡加竜骨牡蛎湯，加味逍遥散，腎性貧血には十全大補湯，加味帰脾湯などを考慮するとよいと思われます。

▶ 最後に，CKDにおいては腸内細菌叢の異常が指摘されています[9]が，プレバイオティクス的役割も担うとされる漢方薬が，今後さらにCKDの諸症状に対して効果をもたらすことを期待しています。

参考文献

1）　日本腎臓学会，編：CKD診療ガイド2012. 2012.
2）　日本透析医学会：図説 わが国の慢性透析療法の現況（2015年12月31日現在）. 2016.
3）　東条静夫，他：腎と透析. 1991；31(3)：613–25.
4）　入江祥史，他：内科医会誌. 2004；16(2)：258–62.
5）　花輪壽彦：漢方診療のレッスン. 増補版. 金原出版, 2003.
6）　小野孝彦：日東洋医誌. 2012；64(1)：10–5.
7）　三瀦忠道，他：日腎会誌　1999；41(8)：769–77.
8）　Zhang HW, et al：Cochrane Database Syst Rev. 2014；(10)：CD008369.
9）　岩田恭宜，他：日腎会誌. 2017；59(4)：545–51.

第**2**部 ● 各疾患と漢方薬のエビデンス

3 循環器疾患
低血圧症，めまい

2-3

髙山 真，菊地章子，齊藤奈津美

はじめに

　　低血圧は収縮期血圧100mmHg以下，拡張期血圧60mmHg以下と定義され，低血圧に付随して様々な症状を呈している状態を低血圧症と判断します。西洋医学的には低血圧の原因としては，貧血，脱水，内分泌異常，自律神経障害，心機能低下，本態性低血圧症など様々な鑑別が挙がります。疾患の鑑別を行い，機能的な問題のみとなった際には漢方薬の出番と考えます。漢方では低血圧という血圧の調整障害と付随する多愁訴が治療のターゲットとなります。本項では，低血圧症と関連することの多い起立性低血圧，頭痛，めまい，冷えなどの症状について，漢方薬治療のエビデンスを紹介していきます。

低血圧症，めまいに対する漢方薬治療の例

症 例　84歳の男性が10年以上前より続く起立時の血圧低下と意識消失を主訴に来院した。7年ほど前から循環器科，神経内科などで精査を受けていたが自律神経障害を指摘されたのみで，循環器的，内分泌的疾患や神経変性疾患などは特定されなかった。起立時の血圧低下に対する対処としてミドドリン塩酸塩（メトリジン®）が一時処方となっていたが，仰臥位血圧が上昇したため中止となり，生活指導のみで日常生活を送っていた。その後，車イスに乗るとめまいを起こすため，寝たきりに近い状態となっていた。

初診時バイタルは仰臥位（血圧142／71mmHg，脈拍72回／分），立位（血圧97／62mmHg，脈拍71回／分）と反射性頻脈を伴わずに収縮期血圧の明らかな低下があり，めまい，ふらつきを認めた。漢方治療として，起立性低血圧に用いられることが多い苓桂朮甘湯を処方したところ，日中車イスで過ごすのは可能となったが，起立時の眼前暗黒感は残存していた。経過中に帯状疱疹

▼

第**2**部　各疾患と漢方薬のエビデンス　**3** 循環器疾患 ● 低血圧症，めまい　**53**

となり，食欲低下，筋力の低下があったため補中益気湯を併用し徐々に元気を取り戻した。その後，下記のRCT[1]を参考に，苓桂朮甘湯から五苓散に変更したところ家庭血圧は坐位90〜140/45〜70mmHg，立位80〜90/40〜50mmHg程度となり，軽度のめまいはあるものの意識消失はなく日常生活を送れるようになった。

処方例　五苓散2.5g（1回2.5g，1日1回，昼食前）
補中益気湯5.0g（1回2.5g，1日2回，朝夕食前）

エビデンスの紹介

起立性低血圧

　中村らは，糖尿病患者を対象に起立性低血圧に対する五苓散の効果をRCTで検討しています。五苓散投与では起立後の血圧は収縮期，拡張期ともに有意に上昇し，プラセボ投与では有意差がなかったと報告しています[1]。

エビデンスの解釈と臨床応用

　起立性低血圧には，西洋医学的にミドドリン塩酸塩（メトリジン®）やアメジニウムメチル硫酸塩（リズミック®）など交感神経系を刺激する薬剤が処方されます。これらの投薬により時に動悸などの症状を生じる場合もあり，特に臥位では血圧が高値で立位での血圧低下が激しい患者には投与ができないという欠点があります。そのような場合に五苓散の使用が候補となります。現在のところ，五苓散は体内の水分の偏在を調節し適正化すると考えられており，心血管系への負担なく安心して使用できるところが利点と考えられます。五苓散が無効の場合には，鑑別でも挙げている，補中益気湯，苓桂朮甘湯，真武湯などの使用または併用で効果が上がる場合もあります。

作用機序に関する報告

　五苓散は体内水分の偏在を是正すると考えられています。機序については，31頁に詳細が記載されています。

似た漢方薬の「使い分け（鑑別）」

　　起立性低血圧の方に使用する漢方薬として，現代医学的なエビデンスとして確立されたものではありませんが，伝統的には苓桂朮甘湯，真武湯，補中益気湯などが使用されてきました。神経質でめまい・動悸・息切れなどを伴うものは苓桂朮甘湯，虚弱体質で冷えがあり，軟便や下痢傾向の方には真武湯，食欲不振・疲れやすいなどの症状がある方には補中益気湯を用います。

　　低血圧で四肢の冷えやRaynaud症状のある方に対しての漢方治療としては，当帰芍薬散や，当帰四逆加呉茱萸生姜湯が代表的です。また特に冷えにしびれや痛みを伴う場合は，症状が上半身優位なら桂枝加朮附湯，下半身優位なら牛車腎気丸・八味地黄丸などが用いられます。

もっとエビデンス

　　低血圧症のみに対するエビデンスは少ないですが，低血圧症と関連することの多い起立性血圧症，頭痛，めまい，冷えなどの症状についての報告がいくつかあります。

片頭痛，慢性頭痛

　　臨床的に低血圧に随伴しやすい症状としては，頭痛が挙げられます。丸山は，片頭痛予防における呉茱萸湯の有用性についてロメリジン塩酸塩との比較試験を行い，頭痛発作頻度，症状の大きさ，トリプタン系薬剤の内服数などにおいて，呉茱萸湯投与群がロメリジン塩酸塩投与群に比して優れていたと報告しています[2]。また，小田口らは，慢性頭痛に対する呉茱萸湯の効果を二重盲検RCTで検討し，プラセボと比較し呉茱萸湯は慢性頭痛患者の頭痛発症頻度を改善し，鎮痛薬の内服回数を減少させることを報告しています[3]。

低色素性貧血

　　ほかにも低色素性貧血を有する子宮筋腫女性に対する当帰芍薬散の効果を検討した比較試験があり，当帰芍薬散の3カ月の投与は，経口鉄剤に比べて臨床症状の改善に効果があり，安全であるという報告がされています[4]。

第**2**部　各疾患と漢方薬のエビデンス　**3** 循環器疾患 ● 低血圧症，めまい　　**55**

参考文献

1） 中村宏志：Diabetes Fronti. 2000；11：561-3.
2） 丸山哲弘：痛みと漢方. 2006；16：30-9.
3） 小田口　浩, 他：医のあゆみ. 2005；215：1137-40.
4） Akase T, et al：薬誌. 2003；123：817-24.

コラム　低血圧+冷え，めまい，耳鳴り，頭痛など

菊地章子

▶ 低血圧において，Flammer症候群という興味深い西洋医学的知見が最近報告されています。Flammer症候群とは，低血圧で，やせていて，四肢が冷え，めまい，耳鳴り，頭痛を伴いやすい症候群であり，その病態はprimary vascular dysregulationと考えられており，特に正常眼圧緑内障などの疾患を合併しやすいという特徴があります。Flammer症候群を漢方の眼から見ると，これらの症状・症候は当帰芍薬散証に類似します（**図1**）[1]。現在のところ，早期の治療介入がFlammer症候群に関連する特定の疾患の発症の予防に寄与するか研究が行われているところですが，これらの症状は当帰芍薬散を用いて治療を行う患者群とほぼ一致します。

▶ 東北大学病院は，Flammer症候群と思われ，当帰芍薬散の証に合致する正常眼圧緑内障患者に当帰芍薬散を追加投与し，血圧や随伴症状，眼底血流などを測定したところ，血圧の低下なしに血管が拡張し眼底血流が増加し，冷えやめまい，耳鳴り，

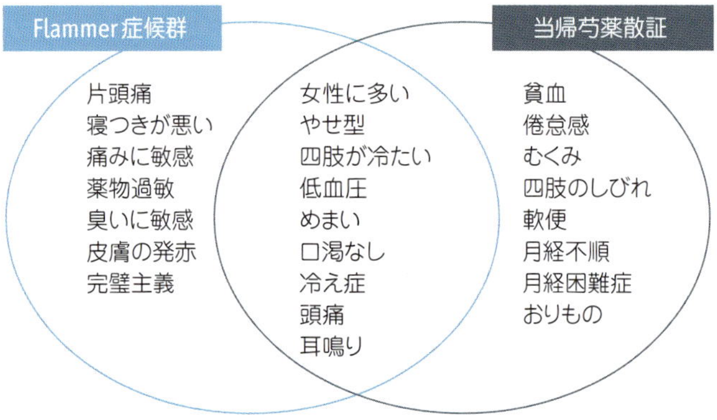

▼

Flammer症候群		当帰芍薬散証
片頭痛	女性に多い	貧血
寝つきが悪い	やせ型	倦怠感
痛みに敏感	四肢が冷たい	むくみ
薬物過敏	低血圧	四肢のしびれ
臭いに敏感	めまい	軟便
皮膚の発赤	口渇なし	月経不順
完璧主義	冷え症	月経困難症
	頭痛	おりもの
	耳鳴り	

図1 ▶ Flammer症候群と当帰芍薬散証の症状の比較

（文献1より作成）

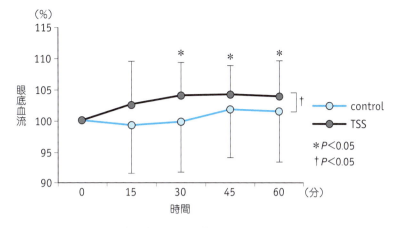

図2 ▶ 当帰芍薬散内服（TSS）と水内服（control）時の眼底血流の比較

（文献2より引用）

頭痛などが改善し症状緩和につながった症例を報告しました（図2）[2]。当帰芍薬散や桂枝茯苓丸，抑肝散，八味地黄丸などは古くから自律神経系の障害，特に冷えや血圧の変動に使用されることが多い漢方薬ですが，これらを用いて健常者を対象に血圧や眼血流の変化を測定する研究を行ってみました。すると，当帰芍薬散のみ血圧に影響を与えずに眼血流を促進することが臨床研究から明らかとなり[2]，今後のFlammer症候群の治療薬として期待され，現在研究を継続中です。

参考文献

1) Kikuchi A, et al：EPMA J. 2017；8(2)：171-5.
2) Takayama S, et al：Evid Based Complement Alternat Med. 2014；2014：Article ID 586857.

第**2**部 ● 各疾患と漢方薬のエビデンス

3 循環器疾患
動 悸

2-3

髙山　真

はじめに

　動悸は患者さんが感じる心拍動症状であり，「ドキドキする」「脈が速い」「脈がとぶ」など様々に表現されます。動悸のスクリーニングの際は病歴で，症状が一過性か，めまいや意識消失の有無，息切れの有無，日常生活に支障をきたしているか，などを確認します。バイタルチェック，安静時心電図，Holter心電図，胸部X線写真，採血検査（貧血や電解質異常，甲状腺機能異常などの確認）などでスクリーニングを進めますが，明らかな器質的異常が見つからない場合も多く，その際には漢方薬の使用も選択肢に挙がります。また，不整脈治療中でも西洋薬で症状が取りきれないこともあり，その際には漢方薬の追加で改善することも経験します。

動悸に対する漢方薬治療の例

症 例　69歳男性。慢性耳鳴で近医耳鼻科に通院中。仕事の疲れから耳鳴の悪化，動悸，不眠をきたすようになり，徐々に不安感が増悪，胸が痞えて食事摂取量も減少したため，多愁訴の精査目的で総合診療科に紹介となった。来院時血圧108／68mmHg，脈拍68回／分，安静時心電図，Holter心電図，胸部X線写真，採血検査などを行ったが，治療が必要と思われる心疾患，電解質異常，内分泌疾患，貧血などはなく，上部消化管検査や胸部CTでも異常は指摘されなかった。前医で抗不安薬を処方となった際に，眠気があり中止した経緯があったため，漢方薬で治療を進めることとした。症状として動悸，不眠，不安感があり，身体所見ではBMI 19と痩せ型で上腹部に拍動を触れたことから桂枝加竜骨牡蛎湯を処方した。2週間後には眠れるようになり，動悸感は軽減，耳鳴も自制内になったが，胸の痞え感が残っていたため，半夏厚朴湯を追加としたところ諸症状は改善に至った。

処方例　桂枝加竜骨牡蛎湯7.5g（1回2.5g，1日3回，毎食前）
　　➡ ＋半夏厚朴湯7.5g（1回2.5g，1日3回，毎食前）

エビデンスの紹介

　動悸と漢方薬に関する臨床研究を調べてみるとRCTなどで行われた介入研究は見つけることができませんでした。特定の不整脈や病態を対象に，限定した漢方薬による有効性・安全性を検証する前向き研究は行われていないようです。

　一般診療に近い観察研究として，「動悸/不整脈に対する漢方治療の有効性」を山崎が報告しています[1]。動悸を主訴として外来を受診した50名を対象に西洋医学的検査を行い，疾患の特定は50%，その中で診療ガイドライン等に準じて施薬を必要とする症例は22%でした。疾患と症状に合わせて西洋薬治療，西洋薬＋漢方薬治療，漢方薬治療を行い，10段階で症状の変化を評価しています（10段階で点数が半分以下になった場合を有効と定義）。治療効果は，西洋薬治療群，西洋薬＋漢方薬治療群，漢方薬治療群のどれも96%以上で有効という結果でした。この観察研究で処方された西洋薬はβ遮断薬や抗不整脈薬など，漢方薬は半夏厚朴湯，小建中湯，柴胡加竜骨牡蛎湯などでした。

エビデンスの解釈と臨床応用

　前述の報告では，動悸を主訴に来院した患者の循環器的スクリーニングを行ったところ8割弱は診療ガイドライン等に準じた処方に該当せずとなっており，この割合は勝田らの報告でもほぼ同様でした[2]。動悸の患者さんが受診した際への対応として，症状や生活の質（quality of life：QOL）の改善を目的としてβ遮断薬を処方することで対応できることもありますが，逆に倦怠感や抑うつ症状，血圧低下などを生じる場合もあります。特に，病悩期間が長く，抑うつ，不眠，食欲不振，体重減少をきたしている患者さんにはβ遮断薬を処方しにくいように感じます。漢方薬処方は動悸に付随する症状と身体所見から選択していきますが，効果的に使用することにより複数の症状を改善することができるのが利点と考えます（**図1**）。実臨床では，慢性心不全で両室ペーシングを行っている患者さんの動悸＋不安感，心房細動に対するカテーテルアブレーション後に残存する動悸＋不安感など，心疾患に対する従来治療に漢方薬を追加する症例や術後残存した症状に漢方薬で対応する症例もしばしば経験します。

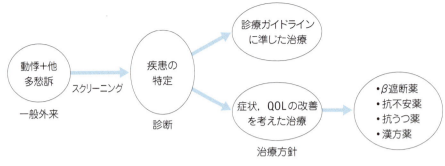

図1 ▶ 動悸を主訴とする患者さんの診療プロセス

似た漢方薬の「使い分け（鑑別）」

　動悸に不安感，眠りが浅い，物事に敏感など神経過敏症状がある場合に桂枝加竜骨牡蛎湯を処方します。桂枝加竜骨牡蛎湯は桂枝湯（フレイル直前の自律神経系調節薬）をベースに竜骨・牡蛎（精神安定生薬）という生薬が追加されたものです。身体所見では，桂枝湯が適応となる腹直筋過緊張＋竜骨・牡蛎の適応となる臍上の動脈拍動を触診できることが多いです。

　動悸に平素からのストレス曝露があり，不眠も生じている際には柴胡加竜骨牡蛎湯を処方します。柴胡加竜骨牡蛎湯は小柴胡湯（慢性ストレス，慢性炎症の諸症状改善薬）をベースに竜骨・牡蛎が加わっています。身体所見では，小柴胡湯が適応となる季肋部の緊張と張り＋竜骨・牡蛎の適応となる臍上の動脈拍動を触診できることが多いです。

　動悸に血圧が比較的低めでめまいを伴いやすい際には，苓桂朮甘湯を処方します。身体所見では，心窩部に動脈拍動を触知できることが多いです。

参考文献

1) 山崎武俊：心臓．2016；48(5)：504-10.
2) 勝田光明, 他：日東洋心身医研．2008；23(1/2)：32-6.

第**2**部 ● 各疾患と漢方薬のエビデンス

4 婦人科疾患

頭 痛

2-4

大澤　稔

はじめに

　頭痛には一次性頭痛と二次性頭痛があります。前者は画像診断や血液検査等で異常を指摘することの難しい頭痛であり，機能性頭痛とも呼ばれます。一方で後者はくも膜下出血や髄膜炎といった脳実質に異常をきたした疾病の一症状として現れる症状を指します。後者は言うまでもなく原疾患の治療を行うことが必要ですが，前者は頭痛そのものが疾病です。そのため前者では多くの場合はNSAIDsやアセトアミノフェンで対応されることが多いです。しかし，NSAIDsやアセトアミノフェンは痛みを鈍らせる治療薬であり，頭痛の根本原因を治しているとは言えません。そこで漢方薬の出番は如何か？　とおのずと期待が湧いてきます。なお，本項では，以降単に“頭痛”と表記した場合は“一次性頭痛”を指すことにします。

　2013年には，慢性頭痛の診療ガイドライン2013が発行され，初めて頭痛に対する漢方薬のエビデンスが紹介されました。頭痛に対する研究も基礎並びに臨床研究などの科学的に実証された研究が少ないことは，他の疾病と同様です。診療ガイドラインでも症例集積研究以上のエビデンスを持つ文献から有効性を評価しています。それでも経験に裏打ちされた漢方薬投与が症例集積され，診療ガイドラインに掲載されたことは賞賛に値すると思っています。ちなみにエビデンスありとして掲載されている漢方薬は，①呉茱萸湯，②桂枝人参湯，③釣藤散，④葛根湯，⑤五苓散です。

頭痛に対する漢方薬治療の例 ·····················

2-4

症 例　45歳女性。身長158cm，体重48kg，体温36.0℃。20歳代より慢性頭痛であり，ロキソプロフェンで対症療法を行っていた。主に月経前に冷え，肩のこりと悪心を伴う頭痛がひどく，悪心がある状態でロキソプロフェンは胃に障るとのことで，きまってレバミピドも内服していた。また，冷えも悪化するとのことで漢方外来を受診。以上の併存症から呉茱萸湯（ごしゅゆとう）を使用したところかなり改善した。ところが効かないこともあるという。よくよく聞いてみると「低気圧」が近づくとめまいと頭痛が出てくるということだった。そこで，この場合の頭痛には五苓散（ごれいさん）を処方したところ，こちらも改善した。この患者さんは，呉茱萸湯（ごしゅゆとう）頭痛と五苓散（ごれいさん）頭痛の併存症例であり，両方の漢方薬を時と場合（本症例では，月経前の悪心・肩こり・冷えを伴うときの頭痛には呉茱萸湯（ごしゅゆとう），低気圧が近づいてきたときのめまいを伴う頭痛には五苓散（ごれいさん））によって対応できることをお話しした。

処方例　悪心・肩こり・冷えを伴う（主に月経前の）頭痛のとき：
呉茱萸湯（ごしゅゆとう）7.5g（1回2.5g，1日3回，毎食前）あるいは1回2.5（～5.0）g頓用
めまいを伴う（主に低気圧が通過するときに起こる）頭痛のとき：
五苓散（ごれいさん）7.5g（1回2.5g，1日3回，毎食前）あるいは1回2.5（～5.0）g頓用

〔「慢性頭痛の診療ガイドライン2013」では，慢性頭痛に対して呉茱萸湯が二重盲検RCTのエビデンスレベルとして，行うように勧められると記載されています（☞12，13頁）〕

エビデンスの紹介 ·····················

呉茱萸湯（ごしゅゆとう）

　Odaguchiらは漢方薬の処方体系（そもそも効果のない人，そのような"証"を持つ人を除外するため）を考慮して，まず呉茱萸湯（ごしゅゆとう）に効果を示す慢性頭痛患者53名をレスポンダーとしてピックアップした上で二重盲検RCTを行っています[1]（**図1**）。評価項目を頭痛の発症日数と痛み止めの使用量の低下としています。その結果，呉茱萸湯（ごしゅゆとう）群は11.0±8.4日→8.5±7.7日（mean±SD，$P=0.001$）と，有意差をもって低下しましたが，プラセボ群は10.2±8.1日→9.9±7.9日（mean±SD，$P=0.726$）と有意差は認めませんでした。痛み止めの使用日数に関しても同様にそれぞれ7.7±15.1日→5.5±12.8日（mean±SD，$P=0.008$），10.2±18.5日→8.8±13.2

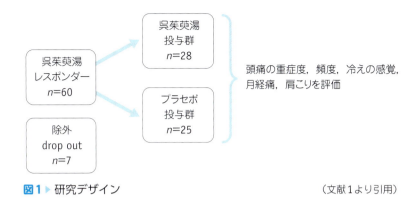

図1 ▶ 研究デザイン　　　　　　　　　　　　　　　　（文献1より引用）

(mean±SD, $P=0.387$) と，呉茱萸湯群が有意に改善し，痛み止めの使用日数が減少していました。

　丸山は14例の片頭痛患者を7例ずつの2群に分けて，クロスオーバー法で，いずれも通常量である塩酸ロメリジン（5mg×2回/日）と呉茱萸湯（エキス2.5g×3回/日）で28日間内服して効果の差を検討しました[2]が，発作回数，疼痛VAS（visual analogue scale）ピーク値，トリプタン系薬剤に対する反応（発作消失時間）を評価したところ，いずれにおいても呉茱萸湯が有意に数値を下げていました。前田らは，147例の脳神経外科における慢性頭痛（血管性頭痛，筋緊張性頭痛，混合性頭痛）に対して89%の症例で効果があったと報告しています[3]。関らは筋収縮性頭痛と，混合性頭痛に対する自覚症状改善度を呉茱萸湯ならびに桂枝人参湯で比較し，各々79.5%，61.4%との改善効果を示しています[4]が，呉茱萸湯と桂枝人参湯との間で効果の有意差は認めなかったそうです。赤嶺らは心療内科外来における緊張型頭痛に対して，うつ状態の有無に関係なく［自己評価式抑うつ性尺度（self-rating depression scale：SDS）で50点以上/未満の2群］，呉茱萸湯の効果がある旨を報告しています[5]。

桂枝人参湯

　松本らは桂枝人参湯と釣藤散との間で非ランダム化クロスオーバー比較試験を行い，症例数こそ少ないものの桂枝人参湯に有用性を認めました[6]。

釣藤散

　慢性頭痛に対する釣藤散の効果に関する症例集積研究として，定藤らは74.1%の改善度を報告[7]，また慢性緊張型頭痛に対して，長田らは94.0%と報告[8]しています。また福島らは釣藤散では脳血管障害，頭部外傷，脳腫瘍等の器質的な疾患の慢性期に随伴する頭痛（二次性頭痛）に対しても，やや改善以上が80.0%，頭重感に関しても40.0%と効果がある旨を報告しています[9]。

葛根湯

葛根湯に関する報告は，抗不安薬による治療が不十分な肩頸部のこりに起因する慢性緊張性頭痛に対して行った山本による症例集積研究[10]があります。それによると頭痛は50.0％，頭重感は60.8％の改善と報告しています。

五苓散

五苓散は血液透析に伴う頭痛に関する症例集積研究があります。野口は頭痛を伴う血液透析患者に対して，VASスコアを用いて内服前後で検討したところ，内服前（7.45±1.37cm）→服用後（1.55±1.92cm）と有意に減少（$P < 0.01$）していました[11]。室賀は血液透析患者に五苓散の内服前後でアンケートにより16名中12名（75.0％）に有効と報告[12]しています。この五苓散で改善する頭痛に関しては軽度の脳浮腫が関連しているとされ，その水分子の通過を制御するアクアポリン（AQP，特に脳ではAQP4）については礒濱らが基礎研究を通して実証[13]しているのは最近のトピックです（☞31頁）。

エビデンスの解釈と臨床応用

頭痛の発症様式には複数あるということがポイントです。エビデンスを紹介した5つ以外にもまだ多くの頭痛に適応のある漢方薬があります。機序が不明な漢方薬も含めて，複数種類の漢方薬を上手に使い分け，ないしは併用することが慢性頭痛患者さんのQOLを高めます（使い分けは後述）。

作用機序に関する報告

Hibinoらは摘出ラット大動脈の研究において，呉茱萸湯あるいは生薬の呉茱萸に含まれる呉茱萸水製エキスはアドレナリンあるいはセロトニン受容体を介して大動脈条片を収縮させることを報告[14]しています。ほかにも呉茱萸の成分のひとつであるsynephrineは，やはりラット大動脈を収縮させました。このことは片頭痛の機序とされる脳動脈拡張に対する効果に重ねられると思われます。併せて，関らは，呉茱萸湯投与により改善している長期投与中の緊張型頭痛未治療群ではコントロール群に比べ，有意に血漿MHPG（アドレナリン，ノルアドレナリンの代謝産物のひとつで，血漿MHPGのおよそ60％は中枢神経に由来する）が高く，セロトニンは低かったと報告[15]しています。また血漿MHPGは呉茱萸湯群で未治療の緊張型頭痛患者群

に比べて有意差はないものの低下傾向，セロトニンも同様に有意差はないものの上昇傾向を認めていたとのことです。このことからも呉茱萸湯は緊張型頭痛患者の神経伝達物質の異常改善作用を持っていることが推測されています。

五苓散の作用はAQP（水チャネル）の制御であることがわかってきていますが，これは脳浮腫（脳の水毒状態）に起因する頭痛に有効と考えられてきました。Yanoらは低酸素脳症の若年ラットに対してAQP4のupregulationを阻害することで，大脳浮腫を抑えたとする報告[16]をしています。

似た漢方薬の「使い分け（鑑別）」

- 葛根湯：肩こりを伴う頭痛（悪心は伴わない）
- 呉茱萸湯：肩こりと悪心・冷えを伴う頭痛（月経前後の女性に多い）
- 五苓散：回転性めまいを伴う頭痛，悪天候（低気圧が近づいて来る）時の頭痛
- 半夏白朮天麻湯：悪心とのぼせを伴う頭痛
- 釣藤散：朝の頭痛（頭痛・肩こり・めまいなどで目覚める）
- 苓桂朮甘湯：浮動性めまい（起立性低血圧）を伴う頭痛
- 桂枝人参湯：下痢を伴う頭痛
- 川芎茶調散：風邪の頭痛，また他の頭痛薬が不十分なときの併用

もっとエビデンス

頭痛ガイドラインには掲載されていませんが，Terauchiらは当帰芍薬散に関する中高年女性の頭痛とそれに伴う"抑うつ"への効果を報告しています[17]。Systematic Health and Nutrition Education Program（SHNEP）にエントリーした周閉経期の中高年女性（40～59歳）345人を対象に，独自開発したMenopausal Health-Related Quality of Life（MHR-QOL）questionnaireを使用して被験者を分類しました。このMHR-QOL questionnaireはphysical health domain 9項目とmental health domain 12項目で構築されており，前者に頭痛や血管運動神経症状（ホットフラッシュ，盗汗）が含まれ，後者に抑うつ，不安，不眠が含まれます。Terauchiらは対象として「血管運動神経症状」「抑うつ」「不眠」を伴う頭痛患者（37名）を抽出，女性ホルモン補充療法（HRT：17名）ならびに当帰芍薬散（TJ-23：20名）に割り付けして効果の差を検討しました。すると当帰芍薬散がHRTに比して有意に頭痛を軽快させている（頭痛：TJ-23 vs HRT→65% vs 29%，$P < 0.05$）だけでなく，抑うつも軽快させていたと報告しています（抑うつ：TJ-23 vs HRT→60% vs 24%，$P <$

0.05）。興味深いのは他の血管運動神経症状，不安，不眠では差がなかったということです。

miceとratsのうつ病モデルを用いた先行研究で，当帰芍薬散が視床下部・下垂体系でのarginine vasopressinの発現抑制をすることで抗うつ効果を示すとも言われており[18]，今後の当帰芍薬散の"抑うつを伴う頭痛"への応用にさらなる興味を寄せているところです。

参考文献

1) Odaguchi H, et al：Curr Med Res Opin. 2006；22(8)：1587-97.
2) 丸山哲弘：痛みと漢方. 2006；16：30-9.
3) 前田浩治, 他：漢方医. 1998；22(2)：53-7.
4) 関　久友, 他：Pharma Med. 1993；11(12)：288-91.
5) 赤嶺真理子, 他：日東洋心身医研. 2001；15(1〜2)：36-8.
6) 松本博之, 他：臨と研. 1995；72(5)：1299-303.
7) 定藤章代, 他：脳外速報. 1992；2(2)：171-6.
8) 長田　乾：JAMA(日本語版). 1996；17(11)：38-9.
9) 福島武雄, 他：漢方医. 1994；18(8)：272-5.
10) 山本光利：臨と研. 1995；72(8)：2085-8.
11) 野口享秀：漢方医. 2010；34(2)：182-3.
12) 室賀一宏：東洋医学. 1999；27(2)：46-7.
13) 礒濱洋一郎：漢方医. 2011；35(2)：186-9.
14) Hibino T, et al：Biol Pharm Bull. 2009；32(2)：237-41.
15) 関　久友, 他：診療と新薬. 1997；34(6)：652-4.
16) Yano Y, et al：Evid Based Complement Alternat Med. 2017；2017：3209219. doi：10.1155/2017/3209219. Epub 2017 Oct 18.
17) Terauchi M, et al：Evid Based Complement Alternat Med. 2014；2014：593560. doi：10.1155/2014/593560. Epub 2014 Feb 4.
18) Xu F, et al：Phytomedicine. 2011；18(13)：1130-6.

第2部 ● 各疾患と漢方薬のエビデンス

4 婦人科疾患

肩こり

2-4

大澤 稔

はじめに

　平成28年国民生活基礎調査によると，肩こり有訴者率は男性で2位（1位は腰痛），女性で1位（2位は腰痛）となっています[1]。また後山は，更年期女性の女性ホルモン失調による症状の1位が肩こり・首こり（47%）と報告しています[2]。もはや肩こりは日本の国民病と言ってもよいでしょう。確かに肩こりは海外ではあまり重要視されていないという実態があり，PubMedで検索しても肩こりの英訳とされる「shoulder stiffness」では，文献数は300にも届きません。しかし，最近ではPCやスマートフォンの普及により，欧米においてもこの肩こりは増加しており，「neck pain」と表記されることが多いようです。

頭痛に対する漢方薬治療の例

症 例　48歳女性。身長155cm，体重56kg，体温36.2℃，月経不順あり。20代から肩こりは自覚しており，マッサージルームには時折通っていた。最近更年期にさしかかり症状が重くなったため近医受診。ホットフラッシュも認めたため桂枝茯苓丸が処方された。肩こりも自覚症状で半減はしたが，まだ首の付け根の張りが強い。そこで頓用で葛根湯を処方され使用するようになり，ほぼコントロールできるようになった。

処方例　ホットフラッシュ，肩こりといった更年期症状に対して：
桂枝茯苓丸7.5g（1回2.5g，1日3回，毎食前）14日分

肩こりが特にひどいとき：
葛根湯2.5（～5.0）g頓用，10回分

第2部　各疾患と漢方薬のエビデンス　**4** 婦人科疾患 ● 肩こり　**67**

エビデンスの紹介

　肩こり治療において多種類の漢方薬による症例報告がなされていますが，漢方薬の治療に対するエビデンスは少ない現状です．Araiらは，慢性経過をたどる疼痛症で西洋薬では不十分の多岐の疼痛症例に対して，漢方による治療を既存治療に併用した旨を紹介しています[3]．本文ではneck/upper limb painに該当する部分に対して桂枝茯苓丸，抑肝散，治打撲一方，当帰芍薬散，加味逍遙散，葛根湯，香蘇散を証判断のもとに使用し，効果として著明改善34.5％，中等度改善20.6％，やや改善13.7％，無効17.2％と報告しています．対比として漢方薬を併用しない場合に，著明改善20.0％，中等度改善9.2％，やや改善13.8％，無効26.2％と報告しており，慢性疼痛症（この場合はneck/upper limb pain）の漢方薬併用に意義を見出しています．

葛根湯

　この中で葛根湯だけは廖らによる肩こり患者（男性21名，女性19名）に対する後方視的症例集積研究があります[4]．葛根湯投与後の効果は著明改善5名（12.5％），改善31名（77.5％），やや改善3名（7.5％），不変1名（2.5％）であり悪化症例はなかったと示しています．この研究でもうひとつ興味深いのは，肩こりは20代でもありますが40〜59歳までのいわゆる更年期年齢に男女ともピークを持っていること（図1）と，肩こりの起こる部位が人によって異なる（図2）という点です．最も多いのが項部35名（87.5％），ついで頸肩部間25名（62.5％）と報告しています．

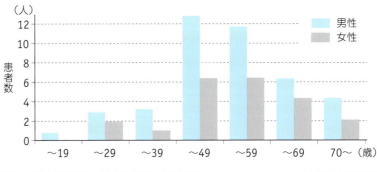

図1 ▶ 肩こり患者における性別・年齢分布　　　　　（文献4より引用）

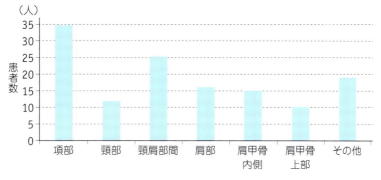

図2 ▶ 肩こりの起こる部位（複数回答） （文献4より引用）

エビデンスの解釈と臨床応用

　肩こりに効果のある漢方薬は，Araiらの報告にあるように多岐にわたります。それは，瘀血，水毒，肝鬱といった複数の要素が肩こり（あるいはneck pain）発症に関わることによります。肩こりに付随した症状ごとに漢方薬を選択したり，部位ごとに使い分けたりすることが必要になっていきます。

　患者ごとに肩こりの部位が異なるという廖らによる研究をヒントに，筆者は次のような研究をしています。葛根湯は側頸部の肩こりに対して効果があることを前提に『葛根湯で不十分な肩こりに対する漢方治療』を日本東洋医学会で考案しています[5]［「似た漢方薬の『使い分け（鑑別）』」（☞70頁）］。これは葛根湯が無効な肩こりは側頸部を越えて範囲が延伸していることから，それらをカバーする漢方薬を登場させるというものです。

作用機序に関する報告

葛根湯

　感冒等の感染症に関してマウスのインフルエンザ感染マウスを上気道炎モデルとした研究から，葛根湯は感染細胞でのIFN誘導から，発熱誘導因子であるIL-1a産生誘導へ進む段階を抑制することが知られています[6]。しかし，肩こりに関して機序を説明した報告はほとんどありません。唯一，矢久保らによるサーモトレーサーによる肩周囲の肩こりの他覚的診断の可能性について調べた研究があります[7]。健常成人9名と肩こり患者19名（肩こり改善群12名，改善不十分群7名）に対して，葛根湯エキス細粒（カネボウ）を投与前，投与30分後，60分後，90分後，120分後にサーモトレーサーを用

いて側頸部領域の体表温度の平均値を求めて検討しました。結果，健常成人群と改善不十分群では温度変化に差は出ませんでしたが，肩こり改善群については，健常成人群と比較して30分後から120分後まですべてで有意に上昇していました（$P<0.05$）。また，改善不十分群とも90分後，120分後で有意に上昇していました（$P<0.05$）。このことは側頸部体表面温の上昇，すなわち肩甲挙筋並びに僧帽筋の血行改善作用が葛根湯の肩こりに対する機序と考えられました。

似た漢方薬の「使い分け（鑑別）」

- **葛根湯**：単純な側頸部の肩こりに
- **桂枝茯苓丸**：更年期症状（ホットフラッシュ，月経不順等）が併存している場合
- **釣藤散**：頭痛やめまいを伴い，特に明け方に発症する場合
- **四逆散**：肩甲骨（横）方向にこりや張りが延伸している場合で普通便
- **大柴胡湯**：肩甲骨（横）方向にこりや張りが延伸している場合で便秘傾向
- **抑肝散**：肩甲骨の内側から腰方向正中下向きに延伸する場合
- **葛根加朮附湯**：甲骨の内側から頸方向正中上向きに延伸する場合

参考文献

1) 厚生労働省：平成28年国民生活基礎調査の概況. 2017.
2) 後山尚久：治療. 2004;86(3月増刊):1274-7.
3) Arai YC, et al:EPMA J. 2014;5(1):10.
4) 廖　英和, 他：漢方医. 1993;17(1):14-6.
5) 大澤　稔, 他：日東洋医誌. 2017;68(別冊):371.
6) 白木公康：治療学. 2006;40(4):413-6.
7) 矢久保修嗣, 他：日東洋医誌. 1997;47(5):795-802.

第2部 ● 各疾患と漢方薬のエビデンス

4 婦人科疾患

ホットフラッシュ

2-4

大澤　稔

はじめに

　ホットフラッシュ（顔がのぼせる・ほてる）は更年期障害における症状として有名ですが，日本人更年期女性の女性ホルモン失調による症状のうち，「顔がのぼせる・ほてる」は30％前後と後山や安井らによって報告されています[1)2)]。機序としては諸説ありますが，ことにエストロゲン欠乏によるホットフラッシュは血管拡張による変化であると説明され，Chenらはその現象は血管拡張作用のあるCGRPが神経細胞より分泌されることが原因と報告しています[3)]。

　ホットフラッシュに効果の高い治療のひとつに女性ホルモン補充療法（HRT）が推奨されていますが，乳がん患者さんや血栓症患者さんには使うことができないため，漢方薬への期待が膨らみます。そんなホットフラッシュにはどんな漢方薬が相応しいのでしょうか。

ホットフラッシュに対する漢方薬治療の例

症例　47歳女性。身長168cm，体重61kg，体温36.7℃，月経不順あり，既往に乳がん（45歳時）あり。乳がん手術後よりタモキシフェンクエン酸塩を内服している。内服後1カ月くらいから，顔の強い"のぼせ"が出はじめ，その後3カ月ほどで額からの汗も徐々に増えていった。受診時は1日平均15回ほど。また下半身の冷えと腰背部痛も出現していた。年齢的な面と内服薬の副作用の面の両者を鑑みて漢方治療をすることとした。イライラは軽く，腰背部痛も徐々に広がっているため，桂枝茯苓丸が処方された。2週間後には症状は半減，下半身の冷え・腰背部痛も改善した。便秘傾向もあったため，次回より夜の内服分を桃核承気湯に変更したところ，毎日気持ちよく排泄できるようになった。

▼

第2部　各疾患と漢方薬のエビデンス　**4 婦人科疾患** ● ホットフラッシュ　**71**

処方例	ホットフラッシュ，下半身の冷え，腰背部痛に対して： 桂枝茯苓丸7.5g（1日2.5g，1日3回，毎食前）14日分
	後日，便秘に対してさらに対応： 桂枝茯苓丸5.0g（1日2.5g，1日2回，朝昼食前）14日分 桃核承気湯2.5g（1日2.5g，1日1回，就寝前）14日分

〔「産婦人科診療ガイドライン─婦人科外来編2017」では，更年期障害に対して当帰芍薬散，加味逍遙散，桂枝茯苓丸が（実施すること等）が考慮されると記載されています（☞8，9頁）〕

エビデンスの紹介

　漢方薬のホットフラッシュのみに焦点を当てた研究は少なく，産科婦人科診療ガイドライン2017にも"更年期障害"に対する治療の一環としてホットフラッシュに関連した研究が紹介されています。Plotnikoffらによる米国人更年期女性における桂枝茯苓丸のRCTでは，プラセボとの間に効果の有意差はなかったと想定外の結果が出ました[4]。

　しかしその一方で，Yasuiらによれば血管運動症状（ホットフラッシュ，寝汗など）を有する周閉経期あるいは両側卵巣摘出後の日本人女性においてquasi-RCTをデザインし，加味逍遙散あるいは桂枝茯苓丸エキス製剤を各々2.5g×3／日で6カ月間使用したところ，無治療群（＝コントロール群）と比較して桂枝茯苓丸も加味逍遙散も，ホットフラッシュは有意に改善したそうです（$P<0.01$）[5]。

　Terauchiらは周閉経期の睡眠障害の患者に当帰芍薬散，加味逍遙散，桂枝茯苓丸を使用したRCTを行い，いずれの薬剤も二次項目であるホットフラッシュの改善スコアを無治療群（＝コントロール群）と有意差はないものの，低下させるという傾向を認めました[6]。

　また，以下はHRTと漢方薬との比較をした報告です。

加味逍遙散

　樋口らによる，①加味逍遙散（KSS）単独，②HRT単独，③両者の併用（HRT／KSS）を無作為（それぞれ35名，34名，34名）に割り付けたRCT（封筒法）があります[7]。「頭や上半身がほてる」はHRT群がKSS群に比べて有意（$P<0.05$）に改善，また「汗をかきやすい」では，HRT群がKSS群やHRT／KSS群よりも有意（$P<0.01$）に改善していました。ただし，他の更年期症状の中で精神神経症状として挙げられる「夜なかなか寝つけない」「夜眠っても目をさましやすい」「興奮しやすくイライラす

ることが多い」「いつも不安感がある」「ささいなことが気になる」および「くよくよし，ゆううつなことが多い」などの改善率については加味逍遙散群，HRT群で有意差が認められず，ほぼ同等の効果であったと結論づけています。このことは単純にホットフラッシュのみの効果に対して加味逍遙散はHRTに劣るとはいえ，更年期には通常特徴的な精神神経症状を交えることが多いため随証治療の観点からは加味逍遙散も十分有効であるということを伝えています。

桂枝茯苓丸

　Ushiroyamaらによる，ホットフラッシュを有する閉経後女性352名を対象としたRCTがあります[8]。この研究の評価項目のひとつにホットフラッシュがあり，その改善効果としてはHRTと桂枝茯苓丸の両者にその効果を認めるが，桂枝茯苓丸のほうがより改善効果が高かったと報告しています。この報告は併せて"顎下"，"手の指先"，"足の趾先"の血流をlaser doppler fluxmetryを用いて数値化し詳細に調べています。HRTでは，"顎下"，"手の指先"，"足の趾先"の順で，減少（$P<0.0001$），減少（$P=0.036$），不変（NS）でしたが，桂枝茯苓丸では足の趾先（$P=0.002$）を含めてすべて減少していました（図1，2）。

　本研究はホットフラッシュやそれに付随する冷え症状の病態を客観的に数値化した貴重なデータとなっています。

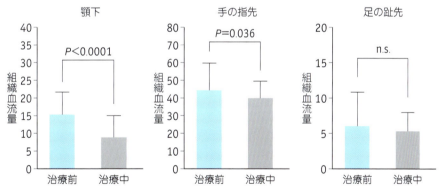

図1 ▶ ホットフラッシュを伴う患者のHRT前後の表層血流の変化　　（文献8より引用）

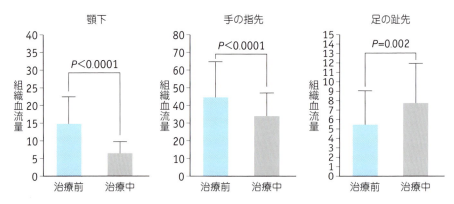

図2 ▶ ホットフラッシュを伴う患者の桂枝茯苓丸使用前後の表層血流の変化

（文献8より引用）

エビデンスの解釈と臨床応用

　以上のようにホットフラッシュに対する漢方薬の効果との関連は一定のものがありません。しかし，それはホットフラッシュという症状のみに焦点を絞って介入対象をランダム化した結果と言えます。実際には漢方薬の場合，他の愁訴とセットで処方することが多いので一概にRCTの結果を鵜呑みにするのも問題があるように思います。また患者背景，特に人種差によって更年期症状の出方に違いがあることも注意が必要です。

作用機序に関する報告

　エストロゲン低下によるホットフラッシュは，多くの血管拡張物質の作用による血流増加が関連しているとされています。その作用物質としてはVIP (vasoactive intestinal peptide)やCGRP, potent vasodilator neuropeptide in sensory neuronsなどの報告があり，皮膚温上昇と発汗，ホットフラッシュの血管運動を誘導するとされています。ChenとShirakiは，このうちのCGRPを桂枝茯苓丸が投与前後で減少させることを報告しています[9]。

似た漢方薬の「使い分け（鑑別）」

- 桂枝茯苓丸：ホットフラッシュ/発汗に加え身体症状，特に慢性疼痛（こり，張りを含む）があるとき
- 加味逍遙散：ホットフラッシュ/発汗に加え精神神経症状（イライラ，不眠など）

があるとき

- **桃核承気湯**：桂枝茯苓丸タイプで，便秘を伴うとき
- **黄連解毒湯**：赤ら顔で，むしろ全身が熱いとき
- **六味丸**：のぼせ感が主で，手掌，足底にもほてり感があるとき

もっとエビデンス

　Hidakaらはさらに，HRTと漢方の効果の違いを見るために，広く更年期症候群（climacteric symptoms）の患者のうち，HRTが不十分であった患者の詳細な報告をしています[10]。これは漢方医学的診察（証を見て選んだ患者）を行った45名を対象とした症例集積研究です。使用薬は加味逍遙散でVAS（visual analogue scale）を用いて前後比較を行っています。まずHRTの不十分例においてHRTは何に効果があり，何に効果が乏しかったのかを検討しています。それによるとホットフラッシュやそれに伴う発汗，冷えなどに対しては比較的効果は高い（75.6％：34/45）ものの，精神症状（イライラ，不眠，抑うつ）はむしろ効果が乏しかった（22.4％：10/45）ことを示していました。

　そしてこのHRTが不十分であった45名に加味逍遙散の介入をしたところ，33名（73.3％：33/45）の有効例を確認しました。4週間の投薬期間を経て9のアンケート項目（1ホットフラッシュ，2発汗，3四肢の冷え，4動悸，5不眠，6イライラ，7抑うつ，8めまい，9肩こり）の有効性を治療前後のVASスコアで比較をしました。その結果，すべて（1～9），血管運動症状（1～4），精神神経症状（5～8）のいずれでも$P < 0.0001$で有意に改善していました。このことから，少なくとも加味逍遙散は，ホットフラッシュに代表される血管運動症状や精神神経症状にもバランスよくoverallに対応可能な漢方薬の代表と言えそうです。

参考文献

1) 後山尚久：治療. 2004；86（3月増刊）：1274-7.
2) 安井敏之，他：Prog Med. 2016；36（6）：723-9.
3) Chen JT, et al：Lancet. 1993；342（8862）：49.
4) Plotnikoff GA, et al：Menopause. 2011；18（8）：886-92.
5) Yasui T, et al：Menopause. 2011；18（1）：85-92.
6) Terauchi M, et al：Arch Gynecol Obstet. 2011；284（4）：913-21.
7) 樋口　毅，他：日女性医会誌. 2012；20：305-12.
8) Ushiroyama T, et al：Am J Chin Med. 2005；33（2）：259-67.
9) Chen JT, et al：Maturitas. 2003；45（3）：199-204.
10) Hidaka T, et al：J Obstet Gynaecol Res. 2013；39（1）：223-8.

第**2**部 ● 各疾患と漢方薬のエビデンス

4 婦人科疾患
冷え症

2-4

大澤　稔

はじめに

　"冷え症"は西洋医学ではあまり馴染みのない病名で，一般的には"冷え性"と表現されることが多いと思います。"冷え性"は冷えやすい体質を表現し，正確には病名とは言えません。一方，"冷え症"は冷えの症状ないしは病態を表しています。漢方ではその症状を治療することから，私は好んで治療の対象は"冷え症"であると表現しています。柴原らによると，女性健常者の50.6％が自ら冷え症であると回答しているそうです[1]。そんな多くの冷え症患者に対してどんな治療を考えていくべきでしょうか。

冷え症に対する漢方薬治療の例

症 例　25歳女性。身長162cm，体重50kg，体温35.8℃，月経不順あり。もともと手足の冷えが強く，夕方になると浮腫みやすい。月経痛も強くロキソプロフェンナトリウム水和物を常用していたが，痛みは鈍るもののかえって身体がだるくなり，仕事にならない。ピルも太る（身体が浮腫む）ということで断念。そこで当帰芍薬散を使用した。2週間後には浮腫感もとれ，手足の冷えも軽快。月経痛も軽快したとのことで引き続き処方を続けている。

処方例　手足の冷え，浮腫，月経痛に対して：
当帰芍薬散7.5g（1回2.5g，1日3回，毎食前）14日分

エビデンスの紹介

　冷えはそもそも「主観」であるため方法論としても難しく，症例報告を除くと発表されている研究はたいへん少ないです。

当帰四逆加呉茱萸生姜湯

　数少ない研究の中でNishidaらは，末梢血流と皮膚温を客観指標に加え，調査票で主観的な冷えへの効果をみるRCTを行っています[2]。23〜79歳の末梢の冷えを訴える58名の女性を対象として，当帰四逆加呉茱萸生姜湯（7.5g/日）を投与する介入群（28名）と投与しないcontrol群（30名）にランダムに割り付け，cold bathing test（20分の安静後に両手を4℃の水中に30秒間浸した後，末梢血流ならびに皮膚温を測定）を行いました。その結果，8週間後の介入群における末梢血流回復率は17.2%，control群は−28.2%と，有意に介入群の回復を認めました（$P = 0.007$）。また，末梢血流回復率50%以上を「効果あり」とした場合，8週間後の「効果あり」の割合が介入群は32%，control群は0%と，介入群が有意に増加していました（$P = 0.0007$）。ただし，皮膚温については差がなかったと報告しています。自覚としての"冷感"の改善率は，介入群で81%，control群で13%と，やはり介入群が有意に改善していました（$P = 0.001$）。

温経湯

　また後山らはレーザー組織血流計を用いて，温経湯による冷えの改善を調査目標としたRCTを行っています[3]。なお，冷え患者とは，冷えの程度[注]0〜4の5段階中1〜4を指しています。

　まずは前段階として，無治療の冷え症の患者（上下肢が共に冷える患者が16例，下肢のみ冷える患者が45例）と，冷えの自覚なし患者（51例）との比較をしたところ，上肢の血流量は前者（上・下肢冷え）で有意に低く（$P = 0.0093$），後者（下肢のみ冷え）で有意差はありませんでした。同様に下肢の血流量は，前者（上・下肢冷え）で有意に少なく（$P = 0.0384$），後者（下肢のみ冷え）でも有意に少ない（$P = 0.036$）という結果でした。

　次に32例の冷え患者（冷えの程度1〜4）に温経湯（7.5g/日）を8週間投与し，漢方薬以外の治療を選択した患者29例をcontrol群として前後比較をしたところ，上肢の血流量に変化は認めませんでしたが，下肢では有意に増加していました（$P = 0.0076$）。差のなかった上肢の投与前血流量を平均＋1.5SDをカットオフとして，平均＋1.5SD以上群の13例，平均＋1.5SD未満群の19例に分けて検討したところ，

前者（平均＋1.5SD）では有意に血流量が低下（$P=0.0277$）していたのに対して，後者は有意に増加していました（$P=0.0284$）。トータルで62.5%（20/32）に自覚的な改善を認めていました（図1～3）。

注：程度0：冷えの自覚なし，程度1：冷えをときどき自覚，程度2：冷えを常時自覚，程度3：冷えが強くカイロや厚い靴下が必要，程度4：冷えが強くしもやけになるほど。

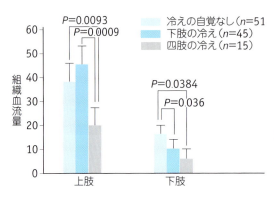

図1 ▶ 冷えの自覚程度とレーザー組織血流計で測定した上肢および下肢の血流

（文献3より引用）

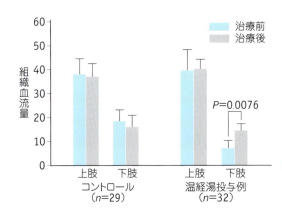

図2 ▶ 温経湯投与による上肢および下肢の血流変化

（文献3より引用）

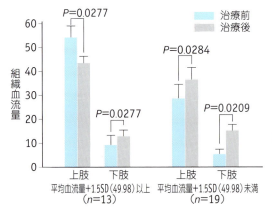

図3 ▶ 温経湯投与による上肢および下肢の血流変化―上肢血流の差による温経湯の作用の違い―

（文献3より引用）

エビデンスの解釈と臨床応用

　上・下肢血流量と冷えとの関係は客観指標として理解しやすく，漢方における“瘀血”や“血虚”の病態の一部を明らかにした貴重な研究です。特に後山の報告は，controlに漢方薬以外の薬剤を使用していることから，controlをプラセボにすればさらに効果が出たことも期待されます。この2つの研究から，冷えている部分（下半身，手先・足先など）の血流増加が，冷え治療のkey pointと言えるでしょう。

作用機序に関する報告

　作用機序については不明な点も多いのですが，血管ないしは血流量について言及している研究が多いと思われます。その中で尾林は桂枝茯苓丸についてその指標成分である芍薬中のペオニフロリン（paeoniflorin）やペオノール（paeonol）の末梢血管拡張作用，抗動脈硬化作用，血小板凝集抑制作用を解説しています[4]。

　これらはいわゆる“瘀血”や“血虚”に対する駆瘀血作用ないしは補血作用説明の一助となりうると考えます。

似た漢方薬の「使い分け（鑑別）」

- **桂枝茯苓丸**：顔がのぼせて，下半身が冷える
- **当帰芍薬散**：手足が冷えて，浮腫みやすい
- **当帰四逆加呉茱萸生姜湯**：主に腰〜足の趾先まで，下半身を中心とした冷え
- **真武湯**：お腹が冷えて軟便傾向，めまい感を伴うことがある
- **五積散**：主に腰〜大腿周囲が冷えて，顔がのぼせやすい

もっとエビデンス

　冷え症の治療で“附子”への言及は必要でしょう。附子の効果を客観的に検討した報告は少ないですが，健常者ではあるものの14例（男性8例，女性6例）での中永の報告があります[5]。附子として修治ブシ末を3g/日×3日間処方し，内服直前，90分後，72時間後に，示指皮膚温・組織血流量といった客観指標を測定しました。その結果，示指皮膚温に関しては，内服直前と90分後の間には有意差を認めませんでした（$P = 0.0736$）が，72時間後との間には有意差を認めました（$P = 0.0219$）。また，90分後と72時間後との間にも有意差を認めています（$P = 0.0253$）。一方，組織血流量に

関しては直前と90分後の間には有意差を認めませんでした（$P=0.0736$）が，72時間後との間には有意差を認めています（$P=0.0219$）。ただし，90分後と72時間後との間には有意差を認めなかったそうです（$P=0.4074$）。そしてこれら示指皮膚温と組織血流量との間には有意の相関関係が認められた（$P=0.0052$）と結論づけています。附子には①鎮痛，②温熱，③強心の3つの作用が知られていますが，この結果は②③の両者が相補的に絡んでいると考察され，既出の桂枝茯苓丸などとも異なった附子ならではの作用が興味深いところです。様々漢方薬における効果の報告では，健常者と体調不良の人との間で各々の"証"という判断を前提に，前者では反応が乏しく後者では反応が出やすいという報告が多い傾向があります。この中永の修治ブシ末の研究は，健常者にも効果が出る可能性を導き出しており，あえて証にこだわらずに附子（修治ブシ末）には温熱効果（示指皮膚温上昇，組織血流量増加）が期待できることを示した，たいへん貴重な報告と思われます。

参考文献

1) 柴原直利：漢方と最新治療. 1999；8(4)：317-23.
2) Nishida S, et al：BMC Complement Altern Med. 2015；15：105.
3) 後山尚久, 他：産婦人科漢方研究のあゆみ. 2001；(18)：34-8.
4) 尾林　聡：産婦人科漢方研究のあゆみ. 2016；(33)：50-4.
5) 中永士師明：日東洋医誌. 2008；59(6)：809-12.

第**2**部 ● 各疾患と漢方薬のエビデンス

5 老年期疾患，認知症

認知症の周辺症状ないし 行動・心理症状

2-5

髙山　真，有田龍太郎

はじめに

　認知症の概念は，中国の明代の医学書「景岳全書」に既に記載があります。アルツハイマー博士の報告に先立つこと約280年前に，高齢になり認知判断の低下や情動不隠などに困ることがあると説明がなされており，当時から問題として認識されていたことがわかります。このような表現をみても，現代における中核症状（記憶障害や実行機能障害）と周辺症状ないし行動・心理症状（behavioral and psychological symptoms of dementia：BPSD）に対しても漢方薬による治療が試みられてきたことが推察できます。

BPSDに対する漢方薬治療の例

症 例　80歳女性。1年前から物忘れがひどくなり，アルツハイマー型認知症に対しコリンエステラーゼ阻害薬を内服していた。1カ月前から不眠，妄想，夜間の不隠などの異常行動があり受診した。

　以降の，認知症やBPSDに関する報告[1]を参考に，抑肝散7.5g（1回2.5g，1日3回，毎食前）／日を2週間分投与したところ，再診時には不眠や夜間の不隠が軽減してきたと家族より話があった。そこで，効果があると判断したが，確認の血液検査で血清K値が3.2mEq／Lと低下していたため，含有する甘草の量を考え抑肝散5.0g（1回2.5g，1日2回，朝夕食前）に減量し経過をみた。さらに2週間後の再診では血清K値が3.8mEq／Lとなり，夜間の症状も落ちついたままのため，処方を継続とした。

処方例　抑肝散7.5g（1回2.5g，1日3回，毎食前）
　　　　➡抑肝散5.0g（1回2.5g，1日2回，朝夕食前）

〔「認知症疾患診療ガイドライン2017」では，焦燥性興奮，幻覚・妄想に対して抑肝散が，弱いエビデンスレベル，「実施する」ことを提案すると記載されています（☞ 10，11頁）〕

エビデンスの紹介

Iwasakiらは，認知症患者を対象に抑肝散投与群と非投与群に分けたRCTを行い，4週間の抑肝散投与群ではBPSD，特に幻覚，興奮，易怒性，異常行動が有意に改善したことを報告しました（図1，2）[1]。

BPSDを対象とした抑肝散の研究はこれまでに複数行われています。システマティックレビュー，メタ解析をみると松永らが5本のランダム比較試験をメタ解析し，抑肝散はBPSD治療に有益であり，忍容性が認められるとまとめています[2]。

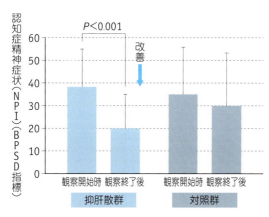

図1 ▶ 研究のデザイン　　　　　　　　　　　　　　　　　　　　　　　　（文献1より作成）

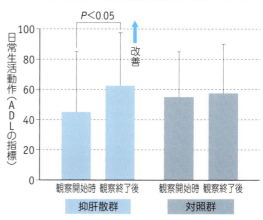

図2 ▶ 研究の結果　　　　　　　　　　　　　　　　　　　　　　　　　　（文献1より作成）

エビデンスの解釈と臨床応用

　認知症の患者で幻覚，興奮，易怒性，異常行動で困っているときに抑肝散を用います。抑肝散を投与することで，それらの困った症状が抑えられるとともに，日常生活の動作については改善する方向に向かいます。

　本症例はコリンエステラーゼ阻害薬を内服中のアルツハイマー型認知症患者であり，BPSD症状で困った際に抑肝散を追加しています。

　投与から2週間程度で効果が明らかになることが多いため，効果が確認されたら減量することや，定期的な血液検査で血清K値の確認が必要となります。

　これまでの臨床研究では，中核症状に対しては明らかな改善効果は示されていないものの，①中核症状に対してドネペジルとの併用可，②中止してもリバウンドしにくい，③うつ症状や食欲不振に用いるスルピリドとも併用が可能，④錐体外路症状の副作用を生じない，などの特徴もわかってきています。

作用機序に関する報告

　これまでの研究では，おおむね抑肝散の認知症に対する効果は，BPSD，特に妄想，幻覚，易怒性が改善するという報告である程度一致しています。

　現在では，抑肝散の臨床的効果の機序として，脳内神経伝達物質であるセロトニン神経系賦活作用，グルタミン酸神経系抑制作用が報告されており，5-HT$_{1A}$受容体に対するパーシャルアゴニスト作用，5-HT$_{2A}$受容体に対するダウンレギュレーション作用，シナプス前膜からのグルタミン酸放出抑制作用，アストロサイトへのグルタミン酸取り込み促進作用などで説明がなされています。

似た漢方薬の「使い分け（鑑別）」

　関連処方として，抑肝散に陳皮と半夏という生薬が加わった抑肝散加陳皮半夏があります。抑肝散加陳皮半夏は，抑肝散の効果に消化器症状の改善効果が加わっているのが特徴ですので，食欲低下を伴う場合には抑肝散加陳皮半夏を選択します。また，抑肝散投与で意欲の低下や活動性の低下がみられる場合にも抑肝散加陳皮半夏に変更することで，対応することができます。

もっとエビデンス

　BPSDに対する漢方薬治療では，抑肝散のほかにも抑肝散加陳皮半夏，釣藤散による臨床研究の報告があります。抑肝散，抑肝散加陳皮半夏，釣藤散には共通した生薬として釣藤鈎が含有されています。

　釣藤鈎はセロトニン系を介した抗不安作用や，脳虚血モデルマウスでの神経細胞保護作用，アミロイドβ蛋白の凝集抑制効果などが報告されていますので，今後の研究結果ではさらに応用範囲が広がることが予想されます。

抑肝散加陳皮半夏

　馬込は認知機能低下患者に抑肝散加陳皮半夏を投与することで，BPSD，日常生活動作の改善や，倦怠感や食欲不振，抑うつ，痞え感などに改善したことを報告しています[3]。

　宮澤はアルツハイマー型認知症患者に抑肝散加陳皮半夏を投与し，BPSD，特に攻撃性で顕著な改善がみられ，また，妄想観念，行動障害，攻撃性，日内リズム障害，不安および恐怖で有意な改善がみられたこと，さらに消化器症状（悪心・嘔吐，食欲不振，胃部不快感）にも改善がみられたこと，中核症状，日常生活動作には有意な差を認めなかったことなどを報告しています[4]。

釣藤散

　嶋田らは脳血管性認知症患者を対象にRCTを行い，釣藤散を12週投与した群では，投与しない群と比較して全般改善度，日常生活障害全般改善度などが有意に優れ，めまい，肩こり，動悸，テレビや本に対する興味，表情の乏しさ，見当識障害，用便障害の改善がみられたことを報告しています[5]。

　Terasawaらは脳血管性認知症患者を対象に二重盲検RCTを行い12週間投与して検討を行った結果，釣藤散群では全般改善度，日常生活障害改善度などが有意に優れていたほか，自発的会話，表情の欠落，簡単な計算，知的活動性，夜間せん妄，睡眠障害，幻覚・妄想，衣服の着脱に改善がみられたことを報告しています[6]。

参考文献

1）Iwasaki K, et al:J Clin Psychiatry. 2005;66(2):248-52.
2）Matsunaga S, et al:J Alzheimers Dis. 2016;54(2):635-43.
3）馬込　敦:精神科. 2011;18(1):108-14.
4）宮澤仁朗:精神科. 2009;14(6):535-42.
5）嶋田　豊, 他:和漢医薬学雑誌. 1995;11(3):246-55.
6）Terasawa K, et al:Phytomedicine. 1997;4(1):15-22.

コラム

五臓と抑肝散

有田龍太郎

▶ 古代中国では，事象を説明する基本的概念として「五行説」という考え方が生まれました。木，火，土，金，水という5種の物質の働きとそれらの相互作用であらゆることが成り立っていると考えたのです。

▶ ヒトの生理機能は，大きく五臓（肝，心，脾，肺，腎）に割り当てられました。抑肝散の「肝」はこの五臓のひとつで，「怒」の感情を表現しているとされるので，抑肝散は「怒りを抑える薬」という意味になります。

▶ 抑肝散が作られた明の時代には小児の夜泣き，痙攣，驚きやすいといった症状のために用いられましたが，江戸時代の日本では，大人の脳血管障害に伴う半身不随や痙攣にも使われた記録があります。

▶ 現代では多くのエビデンスが示され，認知機能が低下した高齢者の怒りっぽい状態に広く用いられるようになりました。社会が豊かになり高齢化していく変化の中で，薬の使用方法も拡大していくのは実に興味深く，また漢方薬の応用範囲の広さを実感することができます。

第**2**部 ● 各疾患と漢方薬のエビデンス

5 老年期疾患，認知症
認知症の中核症状

2-5

有田龍太郎，髙山　真

はじめに

　認知症の症状は大きく2つに分けられます。1つは記憶や実行機能の障害を主体とする中核症状，もう1つは前項のBPSD（☞81頁）です。西洋医学的観点から中核症状に対しては，認知症の代表であるアルツハイマー型認知症にはアセチルコリンエステラーゼ阻害薬（ドネペジル塩酸塩など）やNMDA受容体拮抗薬（メマンチン塩酸塩）が用いられます。一方，伝統医学では中国の明代の医学書『景岳全書』にある認知症の概念から現代に至るまで，様々な類似の症状，症候に漢方薬治療が行われてきました。BPSDに対する漢方薬治療のエビデンスや漢方薬の使い分けは前項で紹介しました。本項では，認知症の中核症状に対する漢方薬治療のエビデンスや可能性についてご紹介します。

中核症状に対する漢方薬治療の例

症　例　86歳女性。アルツハイマー型認知症にてドネペジル塩酸塩10mg／日を内服していた。記銘力障害がゆるやかに進行するにつれ，それまでは歌をうたうなど楽しんでいたデイサービスに行きたがらなくなった。また，食欲低下，体重減少も同時に認め，受診となった。右記の報告[1]を参考にして，意欲や食欲の回復を目的に，人参栄養湯9.0g（1日3.0g，1日3回，毎食前）を追加で投与した。投与後1カ月で食欲が改善してきたほか，再びデイサービスに積極的に参加するようになった。

処方例　人参栄養湯9.0g（1回3.0g，1日3回，毎食前），もしくは6.0g（1回3.0g，1日2回，朝夕食前）

エビデンスの紹介

Kudohらは，ドネペジル塩酸塩が効果不十分であったアルツハイマー型認知症患者を対象に，ドネペジル塩酸塩に加えて人参養栄湯を併用する群とドネペジル塩酸塩単剤服用群を2年間にわたり観察しました。その結果，人参養栄湯併用群ではADAS-Jcog（Alzheimer's Disease Assessment Scale-cognitive component-Japanese version）（アルツハイマー型認知症の認知機能変化を評価する検査）が維持されたほか，BPSDの症状では抑うつも有意に改善していたことを報告しています[1]。

エビデンスの解釈と臨床応用

ドネペジル塩酸塩と人参養栄湯の併用治療が認知機能を維持し，抑うつ症状を改善することから，既に西洋医学的な治療が行われ，さらなる中核症状の維持や気分障害を合併した認知症患者への効果が期待されます。人参養栄湯は元来体力の低下，精神活動の低下，呼吸器症状などがある際に使用されてきた漢方薬です。認知症を有する高齢者で気力，体力が低下し，呼吸器症状も併存している患者に，より効果が見込めます。

作用機序に関する報告

人参養栄湯には，生薬の遠志が含まれており，遠志にはcholine acetyltransferaseの活性増加作用が報告されています[2]。また，生薬の陳皮（温州ミカンなどの果皮）が含まれており，その中のノビレチン成分がアルツハイマー病モデルマウスの記憶障害を改善し，アミロイドβ沈着を抑制するなどの効果が報告されています[3]。

似た漢方薬の「使い分け（鑑別）」

中核症状に対しての効果を考えて漢方薬を処方する際には，高齢者の虚弱からくる随伴症状に合わせて使い分けていくと効果的です。紹介した人参養栄湯は食が細くやせていて息切れしやすく寝汗をかきやすい方に用います。帰脾湯は不安感があり睡眠中の中途覚醒を伴う方に用います。八味地黄丸は下肢の冷えや筋力低下，頻尿など下半身の機能低下を伴う際に用い，八味地黄丸にさらに牛膝と車前子という生薬を加えた牛車腎気丸は，下半身の浮腫が顕著な場合に使用します。

もっとエビデンス

　中核症状に対する漢方薬の臨床研究では，加味温胆湯や八味地黄丸などによる報告があります。

　加味温胆湯は保険収載のエキス剤がないため煎じ薬での臨床研究が行われています。Maruyamaらは，ドネペジル塩酸塩内服中のアルツハイマー型認知症患者を対象に，12週間加味温胆湯を併用する群とドネペジル塩酸塩単剤投与群に分けて比較し，認知機能の指標であるMMSE（mini-mental state examination），およびADAS-J cogが加味温胆湯併用群で有意に改善したほか，前頭部の血流が増加することも報告しています[4]。加味温胆湯はover the counterで購入が可能です。人参養栄湯同様，choline acetyltransferaseの活性増加作用が報告されている生薬の遠志が含まれています。保険収載されている医療用エキス製剤で遠志を含む処方は使い分け（鑑別）でご紹介した人参養栄湯や帰脾湯，加味帰脾湯があり，アルツハイマー型認知症患者の中核症状に対する臨床研究が複数行われています。

　八味地黄丸は古くから高齢者の腰痛，筋力低下，排尿障害などに用いられてきた漢方薬ですが，中核症状への効果が報告されています。Iwasakiらは，認知症患者を対象として，プラセボを用いた二重盲検RCTを行い，8週間の八味地黄丸投与により，中核症状（MMSE），日常生活動作（activities of daily living：ADL）がプラセボ群と比較して有意に改善したことを報告しています[5]。さらに加齢に伴う筋肉量減少（サルコペニア）の予防としても効果が期待されている漢方薬です。高齢者で認知症の中核症状を呈し，筋力低下や泌尿器症状，冷え症などが合併する場合に適しています。Iwasakiらの報告からは，八味地黄丸の投与中は中核症状とADLの改善に効果があり，投与を中止すると元に戻る結果が示されています。このことから，機能維持という考えで長期投与することが多いと考えられます。甘草を含まないため電解質異常をまねく心配はありませんが，含有生薬である地黄により胃もたれなどの消化器症状をきたす場合もあり，その際には減量するか消化吸収を助ける六君子湯などと併用することにより安心して使用が可能となります。

参考文献

1）Kudoh C, et al：Psychogeriatrics. 2016；16（2）：85-92.
2）Yabe T, et al：Phytomedicine. 1997；4（3）：199-205.
3）山國　徹，他：薬誌. 2010；130（4）：517-20.
4）Maruyama M, et al：J Am Geriatr Soc. 2006；54（5）：869-71.
5）Iwasaki K, et al：J Am Geriatr Soc. 2004；52（9）：1518-21.

| コラム | 遠 志 |

有田龍太郎

▶ 生薬の遠志は，人参養栄湯や加味温胆湯などに配合されている生薬で，イトヒメハギという植物の根から芯を抜いたものを使います。遠志について，1〜2世紀に書かれたとされる生薬の古典『神農本草経』には「咳を治す，不足を補う」という身体的効果のほかに「智慧を益す，忘れない」といった記憶に関する効果の記載がみられます。また，遠志という名前も「遠きを志す」という効果に由来するという説もあり，かなり古くから記憶力の改善を期待して用いられていたことがうかがえます。本文でも述べた通り，現代においてはcholine acetyltransferaseの活性増加作用が認められ，アルツハイマー型認知症への応用が試みられています。古典的な効能が現代医学で証明された大変面白い例だと思います。

第2部 ● 各疾患と漢方薬のエビデンス

5 老年期疾患，認知症
誤嚥性肺炎の再発予防

2-5

髙山　真

はじめに

　　肺炎による死亡は日本の疾患別死亡率の第4位を占め，65歳以上の高齢者が95％と非常に多い特徴があり，高齢者の肺炎の7割以上が誤嚥性肺炎であると言われています。誤嚥性肺炎は，「明らかな誤嚥の確認，あるいは，誤嚥が強く疑われる病態（嚥下障害）の確認と肺の炎症所見の確認」によって診断されますが，危険因子として脳血管障害および脳変性疾患に伴う不顕性誤嚥が重要で，大脳基底核病変を有する人に不顕性誤嚥が多く認められる特徴があります。大脳基底核の障害により，ドパミン産生が減少し，迷走神経知覚枝から咽頭や喉頭・気管の粘膜に放出されるサブスタンスPが減少することにより，嚥下反射および咳反射が低下し，誤嚥性肺炎を繰り返し起こしやすくなることが発症メカニズムのひとつと考えられています。本項では，誤嚥性肺炎に対する漢方薬の効果について紹介します。

誤嚥性肺炎に対する漢方薬治療の例

症 例　75歳男性。高血圧と脳梗塞の既往があり，カルシウム拮抗薬と抗血小板薬を内服中であった。2年ほど前から微熱を繰り返すようになり，食欲不振も加わったため昨年の春に近医を受診し上部消化管検査を受けた。検査の結果，食道癌が見つかり化学療法と放射線療法を施行されたが，微熱と倦怠感の自覚を何度も繰り返すためCT検査を再度施行され，誤嚥性肺炎の診断で抗菌薬投与となった。その後，いったんは回復したものの1カ月の半分は微熱を繰り返し，食事が飲み込みにくい，唾が溜まる，胸が詰まると受診を繰り返し，その都度誤嚥性肺炎の再発として抗菌薬が投与された。体重も減少し，倦怠感も悪化してきたため当科に紹介となった。断続的な咳，痰，息切れもあり，脳梗塞後と胸部に対する放射線療法による嚥下機能障害から誤嚥性

▼

90

肺炎を繰り返しているものと考えた。下記エビデンスを参考に半夏厚朴湯を処方したところ痰は少なくなったものの，依然として微熱と息切れは残存していたため，柴朴湯に変更した。1週間後には解熱し，胸の痞えや息切れも改善した。食欲低下は残存していたため，補中益気湯と半夏厚朴湯の併用に切り替え経過をみているが，その後1年間，症状の再燃はみられていない。

処方例　半夏厚朴湯7.5g（1回2.5g，1日3回，毎食前）
→柴朴湯7.5g（1回2.5g，1日3回，毎食前）
→半夏厚朴湯7.5g（1回2.5g，1日3回，毎食前）＋補中益気湯7.5g（1回2.5g，1日3回，毎食前）

〔「認知症疾患診療ガイドライン2017」では，嚥下障害の対応（誤嚥性肺炎の予防を含む）に対して半夏厚朴湯が，とても弱いエビデンスレベル，「実施する」ことを提案するとして記載されています（☞10, 11頁）〕

エビデンスの紹介

　Iwasakiらは，誤嚥性肺炎の既往を持つ患者を対象に半夏厚朴湯を投与することで，有意に嚥下反射を改善することをRCTで報告しています（図1）[1]。また，パーキンソン病患者対象でも同様に嚥下反射が改善することを報告しています。さらに咳反射についても検討しており，半夏厚朴湯の投与により有意に咳閾値を改善することを報告しています（図2）。同時に口腔内サブスタンスPを測定しており，半夏

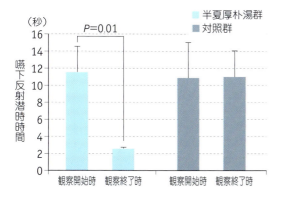
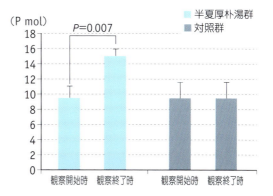

図1▶半夏厚朴湯の嚥下反射に対する効果
対象者：32人（平均年齢74歳）
半夏厚朴湯群：20人，半夏厚朴湯 7.5g／日を4週間内服
対照群：12人，プラセボを4週間内服

（文献1より引用）

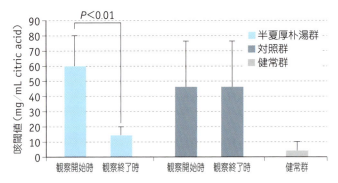

図2 ▶ 半夏厚朴湯の咳反射に対する効果
対象者：16人（平均年齢78歳，脳血管障害・誤嚥性肺炎の既往歴あり）
半夏厚朴湯群：7人，半夏厚朴湯4.5g/日を4週間内服
対照群：9人，プラセボを4週間内服

（文献1より引用）

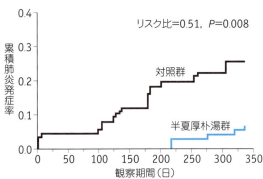

対照群における肺炎の発症は16例，半夏厚朴湯群は4例で，両群間に有意差が認められた。
リスク比は0.51であり，半夏厚朴湯投与により肺炎のリスクはほぼ半減したことが明らかとなった。

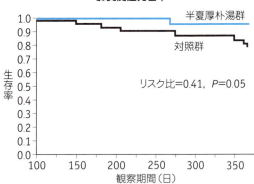

肺炎を起こしてから28日以内に他の理由がなく死亡した場合を「肺炎関連死」と定義した。
12カ月間の肺炎関連死は対照群6例，半夏厚朴湯群1例で，死亡率が低下する傾向があった。

図3 ▶ 半夏厚朴湯による誤嚥性肺炎再発予防の効果
対象者：104人（ドロップアウトあり）（平均年齢84歳，嚥下障害を有する脳疾患者）
半夏厚朴湯群：47人，12カ月内服
非服用群：48人，観察期間12カ月

（文献2より引用）

厚朴湯投与によりこの値も改善していました。一連の結果をもとに誤嚥性肺炎の既往を有する高齢患者に12カ月の前向きランダム化比較試験を実施したところ，半夏厚朴湯は有意に肺炎の発症を減少させ，自力経口摂取の維持にも有効であり，1年間の観察期間中の静注抗菌薬の量も減らすという結果が得られています（図3）[2]。

エビデンスの解釈と臨床応用

　咽喉頭部の痞え症状を改善するという半夏厚朴湯の解釈を，高齢化社会で問題となっていた誤嚥性肺炎に対する介入として応用したのが半夏厚朴湯と誤嚥性肺炎に関する研究の始まりです。誤嚥性肺炎の病態と半夏厚朴湯の臨床研究の結果から，脳卒中患者，パーキンソン病患者において，嚥下反射や咳反射が低下し誤嚥性肺炎の既往があるか，そのおそれのある患者に用いることになります。半夏厚朴湯は甘草を含まず，稀な過敏反応などを頭に置けば，とても使いやすい漢方薬になります。本症例のように，誤嚥性肺炎を繰り返し炎症が残存して微熱を生じている際には，抗炎症作用の強い小柴胡湯と半夏厚朴湯からなる柴朴湯を使用して，嚥下機能と咳反射をサポートしつつ，気管支や肺の炎症を鎮めていきます。食欲が低下している際には，補中益気湯をメンテナンスに使用すると回復を促進することができます。本症例では，誤嚥性肺炎の再発予防として半夏厚朴湯と補中益気湯を併用しました。

作用機序に関する報告

　マウスに半夏厚朴湯を投与することにより，半夏厚朴湯が脳内セロトニン，ノルアドレナリン，ドパミンの調節効果を有することが報告されています[3)]。大脳基底核の障害により，ドパミン産生が減少し，迷走神経知覚枝から咽頭や喉頭・気管の粘膜に放出されるサブスタンスPが減少することにより，嚥下反射および咳反射が低下していた病態を，半夏厚朴湯投与によりドパミン産生を促し，局所のサブスタンスPの産生を改善させた結果，嚥下反射や咳反射を改善させ，結果的に誤嚥性肺炎の再発予防効果が示されたという機序が考えられています。

似た漢方薬の「使い分け（鑑別）」

　誤嚥性肺炎の原因は，単純に嚥下反射や咳反射の低下のみではないと考えられます。胃腸の蠕動運動が低下し，胃食道逆流が原因で生じる誤嚥の場合には半夏厚朴湯だけでは効果が弱いため，胃食道逆流症状に使用する茯苓飲ないしは六君子湯と併用する方法があります。既に茯苓飲合半夏厚朴湯という一緒になっている漢方薬がありますので，これが使用しやすいと思います。さらに，腸管ガスが充満し，食物が下りずに逆流が起きる場合には，消化管の蠕動を助ける大建中湯と併用する方法もあります。茯苓飲合半夏厚朴湯も大建中湯も甘草を含まないため，偽アルドステロン症の心配がなく使いやすい漢方薬です。このような方法と，口腔内環境の清潔化や入れ歯の適

正使用，嚥下リハビリなどを組み合わせていくと効果が上がりやすいと考えます。

参考文献

1） Iwasaki K, et al：J Am Geriatr Soc. 2002；50(10)：1751-2.
2） Iwasaki K, et al：J Am Geriatr Soc. 2007；55(12)：2035-40.
3） Kaneko A, et al：Phytother Res. 2005；19(6)：491-5.

コラム

エヘン虫と嚥下機能

髙山　真

▶ 半夏厚朴湯は咽喉頭不定愁訴に用いられますが，軽度の抑うつ症状にも用いられ，のどの痞えや緊張すると痰が絡みやすいなどの症状を伴っている場合には症状の改善に便利です。 研修医の先生方がプレゼンの際にエヘン虫で悩まされるようなら，半夏厚朴湯の事前内服ですっきりと声が出せるようになります。 気管支炎などの炎症が治まってからもなかなか改善しない色のない痰を伴う軽度の咳嗽にも半夏厚朴湯は重宝します。

第2部 ● 各疾患と漢方薬のエビデンス

6 精神・行動異常
不 眠

2-6

沼田健裕

はじめに

　不眠は米国睡眠医学会によって「適切な睡眠の機会・環境が得られるにもかかわらず，睡眠困難が持続し，日中の機能障害をきたしているもの」と定義されていて，**表1**のように11通りに分類されています[1)2)]。

表1 ▶ 不眠の分類

1. 適応障害性不眠（急性不眠）
2. 精神生理性不眠（原発性不眠）
3. 逆説性不眠
4. 特発性不眠
5. 精神疾患による不眠
6. 不適切な睡眠衛生
7. 小児期の行動性不眠
8. 薬剤もしくは物質による不眠
9. 身体疾患による不眠
10. 物質あるいは既知の生理学的症状によらない，特定不能の不眠（非器質性不眠）
11. 特定不能の生理的（器質性）不眠

　本項においては，①暑さ・寒さ・騒音・光などの環境要因による不眠，②小児期における適切な時間帯の睡眠をしつけない場合や夜遅くまでの塾通いなどの社会的要因による不眠，③興奮性の飲料や薬物による不眠，④発熱・咳嗽・疼痛・痒みなど原因の特定できる身体症状による不眠は，対象とはなりません。**表1**の分類に照らし合わせて考えますと，①が6に，②が7に，③が8に，④が9にそれぞれ該当することがわかります。これら以外の場合には，漢方薬単独で，あるいは西洋薬に漢方薬を上乗せする形で治療を検討してよいと考えられます。

不眠に対する漢方治療の例

症 例　20代男性，団体職員。職場健診で脂質異常を指摘され，総合内科を受診した。
身体所見：身長175cm，体重83kg，BMI 27.1
検査所見：総コレステロール 255mg/dL，LDLコレステロール 170mg/dL，トリグリセリド285mg/dL

▼

家族歴：祖母に糖尿病・高血圧・脳梗塞の既往あり。精神疾患の家族歴なし。

問診：多弁状態。実家を離れ1人暮らしをしているが，夜にはコンビニ弁当やファストフード店で2人前ほど食べてしまう。アルコールは機会飲酒程度だが，仕事のことで精神的ストレスを感じていて，気づくと「やけ食い」をしてしまう。尿意はないものの夜間に2回ほど中途覚醒があり，覚醒時には頭の中で仕事のことがうずまいている。起床時にも頭はすっきりせず疲れている。

処方：柴胡加竜骨牡蛎湯7.5g（1回2.5g，1日3回，毎食前）

経過：3週間後の再診時には多弁状態はなかった。内服開始後10日間ほど経過した頃から，中途覚醒はなくなり，寝起きの状態，食欲コントロールとも改善傾向が確認された。眠前1包内服へ減量し，脂質異常については診療継続とした。6週間後には内服せずに眠れることが多くなり，眠前1包頓用とし脂質異常も軽快し終診とした。

処方例　柴胡加竜骨牡蛎湯3包7.5g（1回2.5g，1日3回，毎食前）

（注：メーカーによって用量が異なるほか，下剤成分の大黄を含有するものと含有しないものがあるので注意が必要です）

酸棗仁湯

エビデンスの紹介

Xieらは，酸棗仁湯を用いたRCTの論文から12本を抽出してシステマティックレビューを行い，プラセボは用いていないなどの方法上の未熟さはあるものの，多くの論文で不眠に対する酸棗仁湯の効果が示されたと結論づけています[3]。また，国内では宮岡が，統合失調症・単極性気分障害・双極性気分障害・適応障害・不安障害などの精神疾患で通院する男女81名（平均年齢44.5±8.4歳）を対象に，酸棗仁湯2.5〜7.5gを4週間にわたり眠前投与する非盲検試験を実施しました。睡眠の質はPittsburgh Sleep Quality Indexで評価されましたが，睡眠の質，入眠時間，睡眠時間，睡眠困難，日中覚醒困難のすべての下位尺度，さらにはベンゾジアゼピン系睡眠薬の投与量も有意な改善を認めたと報告しています[4]。

作用機序に関する報告

Saitoらは，ペントバルビタールを投与して睡眠を誘発したマウスを用いて，45分間の拘束ストレスによって睡眠時間が短縮すること，および60分間の拘束ストレスによって睡眠時間が延長することを示し，酸棗仁湯をストレス負荷前に投与すること

でこれらの睡眠時間の短縮や延長が起こらなくなることを示しています。この結果から酸棗仁湯が拘束ストレスによって引き起こされた脳内の副腎皮質刺激ホルモン放出ホルモン（corticotropin-releasing hormone：CRH）−オピオイド系の不均衡を調節する可能性を指摘しています[5]。Yiらは，ラットに対して酸棗仁湯を投与しレム睡眠には影響がなかった一方でノンレム睡眠が延長したことを示した上で，γアミノ酪酸（γ-aminobutyric acid：GABA）A受容体拮抗薬投与でその働きが消去されたことから，酸棗仁湯の睡眠誘発作用は$GABA_A$受容体が関与していると述べています[6]。さらに，酸棗仁湯を構成する主薬である酸棗仁については，セロトニン（5-HT_{1A}）受容体が関与しているとの別の報告もあります[7]。

帰脾湯

エビデンスの紹介

　Liらは，抑うつを合併した高血圧症患者245名を，帰脾湯加減投与群（介入群）と塩酸セルトラリン投与群（対照群）に無作為に割り付けてRCTを行い，降圧効果，抑うつスコア，健康関連QOLスコアを評価しました。試験薬物投与期間は4週間でした。その結果，収縮期・拡張期の血圧が目標値に達した割合が，介入群で60.7％，対照群で42.3％となり，またハミルトンうつ病評価尺度の改善率が，介入群で79.5％，対照群で66.7％とそれぞれ有意差（順に，$P<0.01$，$P<0.05$）が認められました。さらに，Short-Form 36 Health Survey questionnaireで評価した不眠についても介入群が対照群よりも有意に（$P<0.05$）改善しました[8]。

加味帰脾湯

エビデンスの紹介

　Leeらは，胃癌，肺癌，乳癌などの担癌患者男女30名を対象として，加味帰脾湯3.75gを2週間にわたり1日3回投与する投与群・待機群のランダム化比較試験を実施しました。各群とも2名ずつの脱落がありましたが，Insomnia Severity IndexとBrief Fatigue Indexの各スコアについて投与群においてのみ有意な改善を示したと報告しています[9]。中橋らは，うつ状態などで心療内科にかかっていた患者20名に加味帰脾湯を投与して平均8.64±6.08週で効果が認められ，70％の患者が併用する睡眠薬を減量または離脱できたと報告しています[10]。

作用機序に関する報告

栗原らは，加味帰脾湯エキス水溶液を7日間にわたってマウスに投与する実験を行って，ジアゼパムの効果が加味帰脾湯の前投与で有意に増強されたことを報告し，加味帰脾湯には抗不安効果があり，その効果発現の機序としてベンゾジアゼピン受容体の関与が考えられると述べています[11]。また，Yamadaらは，6週齢の若年ラットを対照群として99週齢の老齢ラットに加味帰脾湯を15週間にわたって投与し，老齢ラットにおいてベンゾジアゼピン受容体が増加したと述べています[12]。さらに盛政らは加味帰脾湯をラットに投与した実験で，老化に伴う睡眠・覚醒のサーカディアンリズムの機能低下が改善したこと，ノルアドレナリン・セロトニン・アセチルコリンという脳内神経伝達物質の生合成と放出利用機能が改善したことを示しています[13]。

黄連解毒湯

エビデンスの紹介

山田らは，統合失調症やその他の精神病性障害で急性期にある患者18名を対象として，無作為に介入群と対照群に割り付け，両群にハロペリドールを投与するほか，介入群には黄連解毒湯を投与し4週間観察するRCTを実施しました。2群間に有意差は認められなかったものの，不眠時に頓用するニトラゼパムの使用回数が対照群では7.7±8.2回であったのに対して，介入群では1.9±2.5回と減少傾向がみられたと報告しています[14]。

柴胡加竜骨牡蛎湯

エビデンスの紹介

更井は，神経症患者32名を対象として，柴胡加竜骨牡蛎湯を併用薬に上乗せする形での非盲検試験を実施し，不眠の改善度が79.2％と報告しています[15]。

ほかにも，四逆散，柴胡桂枝乾姜湯，加味逍遙散，抑肝散，抑肝散加陳皮半夏，大柴胡湯などによって不眠が軽快したという内容の症例報告は数多くみられます。

作用機序に関する報告

Sasakiらは，薬剤の投与を受けないコントロール群，ジアゼパム投与群，柴胡加竜

骨牡蛎湯投与群の3群のマウスに対して，①拘束，②強制水泳，③電気ショック，④別の部屋にいるマウスが電気ショックを与えられ苦しむ様子を見せつけられる心理的ストレス，の各種のストレス刺激を与えてストレスの指標である血清コルチコステロンを用いて評価しました。④の心理的ストレスのときにだけ，血清コルチコステロン値がコントロール群よりも有意に低かったと報告しています（図1）[16]。

また，伊藤らは標準系統のマウスに対して柴胡加竜骨牡蛎湯を投与し，大脳皮質のドーパミン代謝物質含量の増大や視床下部のノルアドレナリン含量の減少など，脳部位によって異なるモノアミン含量の変化を報告しています[17]。一方で平松らは，やはりマウスに対して柴胡加竜骨牡蛎湯を投与した実験で，大脳皮質のドーパミン含量は変化がなく大脳皮質ではセロトニン含量が増大したという結果を報告しています[18]。これら2本の論文の結果は一致していませんが，実験動物の生育環境，投与薬剤の調整や投与方法，投与期間，さらに測定方法などの細かな条件の違いで異なる結果が得られた可能性が考えられます。それでも，両研究とも柴胡加竜骨牡蛎湯が脳の興奮状態を鎮静する方向に誘導すると解釈できる点で共通しているのが興味深いところです。実際の患者を相手にする臨床現場では，人によって効果が異なるのは驚くことではありません。

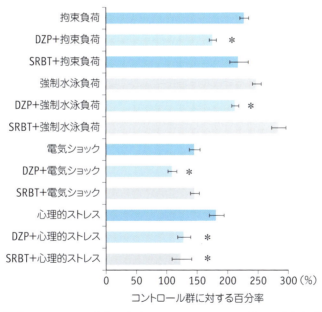

図1 ▶ ストレス負荷後の血清コルチコステロンに対する柴胡加竜骨牡蛎湯の効果
平均値 ± 標準誤差，DZP：ジアゼパム（5mg/kg 経口投与），SRBT：柴胡加竜骨牡蛎湯エキス（1,000mg/kg 経口投与）。＊：$p<0.05$

（文献16より作成）

エビデンスの解釈と臨床応用

先にエビデンスを紹介したいくつかの漢方薬は，以下に示す3つのグループに大きく分類して理解するのが実用的だと考えられます。

①酸棗仁や遠志といった伝統医学で「安神薬」と言われる鎮静効果のある生薬を含む酸棗仁湯・帰脾湯・加味帰脾湯のグループ

②黄連解毒湯を中心とした体にこもった「熱」を冷ますグループ

③柴胡加竜骨牡蛎湯や四逆散，加味逍遙散，抑肝散などの柴胡剤グループ

これらについて順に臨床応用を確認していきます。

①のグループで用いられる生薬・酸棗仁については，後に紹介するように単味で基礎的研究が数多く行われてその鎮静効果が報告されています。いずれの薬も食欲不振や倦怠感があり，心身ともに疲れていて眠れない方などに，睡眠薬の代替薬として用いることができると考えられます。先に紹介した中橋らの報告[7]のように，睡眠薬の減量や離脱を目指すことも可能です。ほかの報告でも抑うつや担癌患者などの心身ともに疲れていることが予測される方々が対象となっていました。

②のグループの黄連解毒湯は，のぼせや赤ら顔・高血圧などの伝統医学的概念における「熱症状」を持つ方に適します。紹介した研究の被験者は統合失調症やその他の精神病性障害の患者さんでしたが，その中でも急性期にある方々を対象としていました。伝統医学的概念には精神的な興奮もある種の「熱」ととらえる考え方があるという知識を応用すると理解が容易になります。

③のグループの柴胡剤は，環境的に人間関係などのストレス要因があり，イライラ・不安を抱えている方が適応となります。抑肝散（加陳皮半夏）についてのエビデンスは他項（☞81頁）で詳しく紹介されていますが，認知症ではなくとも，興奮・易怒を伴う不眠に用いることができます。

似た漢方の「使い分け（識別）」

帰脾湯には食欲や消化機能を改善する生薬が多く含まれていますが，これをベースに柴胡・山梔子の加わったのが加味帰脾湯です。のぼせやイライラをともなう方の場合には加味帰脾湯が適していると考えられます。酸棗仁湯の1日量には安神薬の酸棗仁が10gと，帰脾湯・加味帰脾湯の約3倍量含まれており，不眠症状に特化して用いたり，帰脾湯や加味帰脾湯を1日量で用いた上に，眠前のみ投与，あるいは不眠時頓用として用いたりするのもよいと考えられます。

不眠に用いることのできる柴胡剤はいくつもありますが，周辺症状に合わせたり，

構成生薬を考えたりしながら選択して頂くとよろしいでしょう。具体的には消化機能の落ちている方には，柴胡加竜骨牡蛎湯や大柴胡湯よりも，お腹に優しい甘草を含んだ柴胡桂枝乾姜湯や四逆散を用いるという形になります。また，一部メーカーの柴胡加竜骨牡蛎湯や大柴胡湯は下剤としても作用する大黄を含むため，便秘傾向のある方に適すると考えられます。四逆散や加味逍遙散は構成生薬に芍薬と甘草を含有しています。他項（☞136頁）でこむら返りを治療できるとして紹介されている芍薬甘草湯の構成生薬であることからも考えられるように，肩こりや首こり，背中の張りなど心身のストレスが筋緊張として現れていることを目標に選択するのもよいでしょう。

　上のように説明しましたが，実際には加味帰脾湯が柴胡を含んでいたり，柴胡加竜骨牡蛎湯に含まれる竜骨と牡蛎は安神薬に分類されたりと，オーバーラップする部分があります。これらの薬はそれぞれの症状がオーバーラップする際に用いるとよいでしょう。

参考文献

1) American Academy of Sleep Medicine：Classification of Sleep Disorders：Diagnostic and Coding Manual. 2nd ed. 2005.
2) 井上雄一, 他編：不眠の科学. 朝倉書店, 2012.
3) Xie CL, et al：BMC Complement Altern Med. 2013；13：18.
4) 宮岡　剛：漢方と最新治療. 2015；24(1)：23-6.
5) Saito K, et al：Biol Pharm Bull. 2000；23(1)：76-9.
6) Yi PL, et al：J Biomed Sci. 2007；14(2)：285-97.
7) Wang LE, et al：Phytomedicine. 2010；17(6)：404-9.
8) Li HC, et al：Zhongguo Zhong Xi Yi Jie He Za Zhi. 2016；36(2)：172-8.
9) Lee JY, et al：Integr Cancer Ther. 2017：1534735417734914. doi：10.1177/1534735417734914.
10) 中橋幸代, 他：日東洋心身医研. 2004；18(1/2)：23-7.
11) 栗原　久, 他：神精薬理. 1996；18(3)：179-90.
12) Yamada K, et al：Jpn J Pharmacol. 1994；66(1)：53-8.
13) 盛政忠臣, 他：和漢医薬誌. 1997；13(4)：366-7.
14) 山田和男, 他：日東洋医誌. 1997；47(5)：827-31.
15) 更井啓介：漢方医. 1986；10(9)：26-9.
16) Sasaki K, et al：Biol Pharm Bull. 1995；18(4)：563-5.
17) 伊藤忠信, 他：日東洋医誌. 1994；45(1)：97-106.
18) 平松　緑, 他：基礎と臨. 1980；14(14)：4591-3.

第2部 ● 各疾患と漢方薬のエビデンス

6 精神・行動異常
心的外傷後ストレス障害

2-6

沼田健裕

はじめに

　心的外傷後ストレス障害は，英語圏におけるposttraumatic stress disorderの訳語ですが，頭文字をとってPTSDと略称され，むしろ一般的にもPTSDとして表現される傾向があります。PTSDは多彩な症状を示しますが，その症状は以下に示すような4種類の症状に大きく分けることができ，①フラッシュバックや悪夢などの侵入症状（再体験と表現する場合もあります），②トラウマ（心的外傷）の記憶を思い出させるような人や場所を避けようとする回避症状，③抑うつなどの認知や気分の異常，④不眠や過剰な警戒などの覚醒や反応性の異常，となります。トラウマとなりうるイベントの具体例としては，大切な人の不慮の死，暴力被害，戦争体験，自動車事故，命に関わるような病気などが挙げられています。近年の例では，東日本大震災の被災体験などもこれに含まれます。

　PTSDの生物学的側面として，その脆弱性については，一卵性双生児を被験者とした研究によって，遺伝的な要因によって海馬の小さい個体がPTSDへ罹患するリスクが高いとされてきました[1]。しかし，東日本大震災の前後における脳画像研究においては，震災ストレスが海馬体積の減少を促進した可能性が指摘されています[2]。

　PTSDに対する標準治療には，眼球運動による脱感作と再処理法などの認知行動療法のほかに，選択的セロトニン再取り込み阻害薬（selective serotonin reuptake inhibitor：SSRI）による治療が国内のガイドラインでも推奨されています。しかし，SSRIは即効性に乏しいこと，賦活症候群や離脱症候群などの有害事象に注意が必要であることなどから，投与開始には慎重さが求められます。心身症や不眠症に用いられる機会の多いベンゾジアゼピン系抗不安薬については，即効性の抗不安作用は認められますが，上述4種類のPTSD症状には有効ではないとされます。

　わが国の現状に照らし合わせて考えると，漢方などを用いてプライマリ・ケアの段階で対応することで，急性期のうちに症状を寛解させる可能性を高めることが重要であろうと思われます。

102

PTSDに対する漢方治療の例[3]

症例　20歳代女性
主訴：めまい，不安感，動悸，倦怠感
既往歴：特記事項なし
現病歴：狭い職場で仕事中に震災が起こり，非常に激しい揺れの中で身の危険を感じた。その後から余震のたびに不安感，動悸，フラッシュバックを起こすようになった。震災から2ヵ月後，余震がないにもかかわらず周囲が揺れているように感じてめまいを繰り返し仕事に行けなくなった。不眠や倦怠感も症状が重くなり，近医心療内科を受診しパロキセチン塩酸塩水和物の投薬を受けたが改善せず，漢方内科を受診した。初診時はベッドにうつぶせでうなっているという状態であった。
身体所見：身長154cm，体重41kg，体温35.8℃
西洋医学的検査：血算，一般生化学に異常なし，甲状腺機能や副腎機能など内分泌検査上も異常なし，心電図・胸腹部X線写真で異常指摘されず
東洋医学的所見：顔面は蒼白，舌は淡で歯痕あり，白苔，脈はやや沈，腹診では胸脇満微結と臍上悸，上腹部の冷え
東洋医学的診断：気虚気滞，湿，裏寒
経過：柴胡桂枝乾姜湯7.5g/日を処方。内服から1週間で，めまいは改善し不安感も感じなくなった。余震が起こってもフラッシュバックは起こらなくなり，倦怠感も徐々に軽快した。内服2週間後にはほぼ震災前の心身状態となり，さらに1週間後には職場に復帰できた。その後の再発はなかった。

処方例　柴胡桂枝乾姜湯7.5g（1回2.5g，1日3回，毎食前）

エビデンスの紹介

柴胡桂枝乾姜湯

　筆者らは2011年7月から2012年3月の期間に仙台西多賀病院漢方内科を受診した患者のうち，震災後に新たに，恐怖，緊張感，パニック，動悸，不眠，吐き気，感情不安定，ふらつき感（いつも余震が来ているような感じ）のいずれかを有し，改訂出来事インパクト尺度（Impact of Event Scale-Revised：IES-R）[4]でPTSDのカットオフ値である25点以上を示し，DSM-IV-TR[注]によるPTSDの基準に合致する成

人男女43名を対象としてランダム化比較試験を行いました[5]。研究を説明し同意を得た上で，被験者をランダムに漢方治療群と待機群の2群に分け，漢方治療群21名（男性9名，女性12名）に対して柴胡桂枝乾姜湯（TJ-11）7.5g/日，分3を2週間投与し，待機群22名（男性13名，女性9名）に対しては2週間の観察を行いました。IES-Rを用いて投与・観察期間前後の評価を行いました（図1）。IES-Rは，投与群において49.6点から25.5点へと有意に改善しました（図2）。一方，待機群では43.7点から39.3点と有意な改善は認めませんでした。さらに漢方治療群では再体験・過覚醒・回避というIES-Rの下位スコアのそれぞれについて改善が認められました。

注：米国精神医学会策定の精神疾患診断基準第4テキスト改訂版（Diagnostic and Statistical Manual of Mental Disorders Ⅳ Text Revision：DSM-Ⅳ TR）

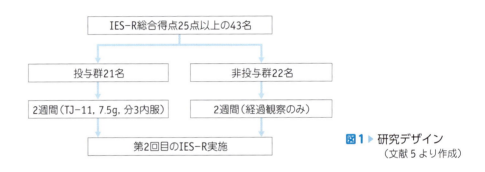

図1 ▶ 研究デザイン
（文献5より作成）

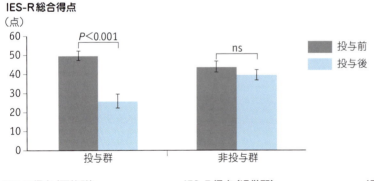

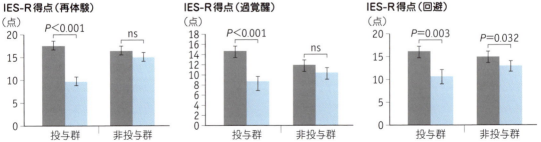

図2 ▶ IES-R得点
Mean±SE。二元配置分散分析にて群間・群内平均得点の比較を行った後，対応のあるt検定を用いて群内の前後を比較。
（文献5より引用）

四物湯合桂枝加芍薬湯

　神田橋[6)]によるエキスパートオピニオンのひとつとして精神科医の中ではよく知られた処方に，四物湯合桂枝加芍薬湯があります。もともと四物湯と桂枝加芍薬湯という別の漢方薬を合わせて用いるというものです。山村らは[7)]，本処方を用いて複雑性トラウマのひとつである虐待に伴う小児のPTSDに対して臨床試験を行いました。対象者がまだ少なかったため最終的な統計解析は行っていないとしていますが，8週間の実薬投与期間と8週間の偽薬投与期間を設けた，25名の被験者に対する二重盲検プラセボ対照クロスオーバーによる研究です。心理学的指標により効果判定を行っており，投与群では統制群と比べて，非行的行動，攻撃的行動，外向得点において有意に改善が認められたと報告しています。

エビデンスの解釈と臨床応用

　うつ病患者においては，その末梢血中の腫瘍壊死因子α（tumor necrosis factor α：TNFα）やIL–6（インターロイキン–6）などの炎症性サイトカインが上昇していることが以前から報告されていました[8)]が，近年になりPTSD患者においても，IL–6などの炎症性サイトカインが上昇していると，メタアナリシスで報告されています[9)]。一方で，PTSD患者ではないものの，不眠と抑うつ気分を伴った更年期障害患者に対して柴胡桂枝乾姜湯を投与した臨床研究で，3カ月間の治療期間後に，抑うつ気分が改善したと同時に血漿中のIL–6と可溶性IL–6受容体の濃度が有意に減少したとの報告がなされています[10)]。これらの情報からは，PTSDの多彩な症状は何らかの炎症に関連して起こっており，柴胡桂枝乾姜湯はその炎症を改善することで諸症状を沈静化させていくものと類推することができます。ただし，日常診療においてIL–6などの炎症性サイトカインを検査することは一般的ではないため，実臨床においてCRP（C反応性蛋白）や白血球の上昇が認められなくとも隠れた炎症（慢性炎症）が存在する可能性を忘れてはいけません。

　また，柴胡桂枝乾姜湯は古典の傷寒論では感冒などの感染症が遷延し，微熱を感じたり気分が優れなかったりしたときに用いるとされていますが，炎症状態に対応する薬剤であると考えれば，この場合でも，古典における使い方とも矛盾しないものと解釈できます。

第**2**部　各疾患と漢方薬のエビデンス　**6** 精神・行動異常　● 心的外傷後ストレス障害　**105**

作用機序に関する報告

　柴胡桂枝乾姜湯に関しては，マウスを用いた基礎研究がなされています。2週間の繰り返し投与で，線条体におけるセロトニン，海馬におけるセロトニン・ノルエピネフリンの含有量を増加させることが確認されています[11)12)]。

　四物湯合桂枝加芍薬湯については，方剤としての研究報告はないため，その構成生薬である地黄と芍薬に関する動物実験による基礎研究の結果をご紹介します。

　Cuiら[13)]は地黄を酒で蒸す加工をした熟地黄から抽出した多糖類をラットに与えることで，不安行動を減少させ，その機序として熟地黄由来の多糖類が海馬を構成するβ-synucleinなどの蛋白の減少を抑制することが考えられると報告しています。

　Qiuら[14)]は芍薬から抽出したアルビフロリンをラットに与えることで，PTSD様症状を改善し，その機序としてアルビフロリンが前頭葉や海馬・扁桃における神経ステロイドの一種であるallopregnanoloneの減少を抑制することが考えられると報告しています。

似た漢方薬の「使い分け（鑑別）」

　PTSDや急性ストレス障害の患者を前にしたときに，どのようにして前述の2種類の漢方薬投与方法を使い分けるのかということが課題となるでしょう。しかし，使い分けを教えてくれる臨床研究は存在していませんので，ここは前述の様々な知見に伝統医学的な知恵を加えて解釈していく必要があると考えています。

　柴胡桂枝乾姜湯は，柴胡・黄芩といった抗炎症系の生薬が中心となっていますし，前述のIL-6の臨床研究結果とも符合しますので，炎症（慢性炎症）が主病態であるPTSDに用いるとよいと考えられます。身体面における表現の具体例としては，微熱（36℃台であっても本人の平熱よりも高かったり，熱っぽいと自覚されたりする場合も含む），発汗の異常（自汗，寝汗），口内炎，のぼせ，頭痛，筋肉痛，関節痛などが挙げられます。もちろん，同様の症状の出現があれば，PTSDと診断される以前の「急性ストレス反応」や「急性ストレス障害」に対して用いることも，PTSDを未然に防ぐためには重要なことと考えられます。

　また，四物湯合桂枝加芍薬湯を用いた山村らの研究の被験者である虐待を受けてきた小児は，その成長過程におけるトラウマであることや罹患が長期に及ぶことから炎症よりも神経系の萎縮が強く起こっている病態であると類推することができます。伝統医学的にも四物湯は「補血」といって体の構成成分を補う生薬で構成されているほか，桂枝加芍薬湯に多く配合されている芍薬は「疏肝作用」といって自律神経系の働

きを改善するとされることとも矛盾しません。PTSDが長期にわたり，神経系の萎縮が予測される症例に対して用いるとよいと考えられます。

参考文献

1) Gilbertson MW, et al：Nat Neurosci. 2002；5(11)：1242-7.
2) 関口　敦：心身医. 2015；55(8)：913-9.
3) 高山　真：新薬と臨. 2017；66(3)：275-87.
4) 日本トラウマティック・ストレス学会：【資料】PTSD評価尺度（IES-R）の公開について ［http://www.jstss.org/topics/886.php］
5) Numata T, et al：Evid Based Complement Alternat Med. 2014；2014：683293.
6) 神田橋條治：臨精医. 2007；36(4)：417-33.
7) 山村淳一, 他：明治安田こころの健康財団研究助成論文集. 2012；47：75-81.
8) Zorrilla EP, et al：Brain Behav Immun. 2001；15(3)：199-226.
9) Passos IC, et al：Lancet Psychiatry. 2015；2(11)：1002-12.
10) Ushiroyama T, et al：Am J Chin Med. 2005；33(5)：703-11.
11) Itoh T, et al：Am J Chin Med. 1996；24(1)：53-64.
12) 伊藤忠信, 他：日本東洋醫學雑誌. 1997；47(4)：593-601.
13) Cui Y, et al：J Tradit Chin Med. 2013；33(4)：524-30.
14) Qiu ZK, et al：J Ethnopharmacol. 2017；198：324-30.

第2部 ● 各疾患と漢方薬のエビデンス

7 耳鼻咽喉科疾患

アレルギー性鼻炎

2-7

西川　仁，髙山　真

はじめに

　鼻アレルギー診療ガイドラインでは，「アレルギー性鼻炎は鼻粘膜のⅠ型アレルギー疾患で，原則的には発作性反復性のくしゃみ，水性鼻漏，鼻閉を3主徴とする」となっています。西洋医学的治療として，抗ヒスタミン薬に代表される内服薬と，鼻噴霧用ステロイド薬が主であり，根本治療として減感作治療があります。抗ヒスタミン薬は眠気や注意力の低下をきたすことがありますが，アレルギー性鼻炎の代表的漢方薬である小青竜湯にはこの副作用はありません。漢方薬は西洋医学的薬剤の副作用や効果が乏しい場合の代替薬として使用できると考えます。

アレルギー性鼻炎に対する漢方治療の例

症　例　48歳女性。他院で花粉症治療受けるも水様性鼻漏・くしゃみ・眼の痒みが改善しないため当院受診した。鼻咽腔ファイバー検査を行うも鼻粘膜の発赤腫脹以外の異常所見は認めなかった。抗ヒスタミン薬とステロイド鼻噴霧薬，抗アレルギー点眼薬を用いたが，花粉症時期は水様性鼻漏が悪化した。小青竜湯9.0g（1回3g，1日3回，毎食前）／日を併用したところ症状改善が得られ，内服しないと症状再燃することから小青竜湯の継続治療を希望し，9カ月間内服している。

処方例　小青竜湯9.0g（1回3g，1日3回，毎食前）

〔「鼻アレルギー診療ガイドライン―通年性鼻炎と花粉症―2016年版」では，鼻アレルギーに対して小青竜湯が，二重盲検RCTをエビデンスとして挙げられています（☞6，7頁）〕

エビデンスの紹介

馬場ら[1]は，通年性鼻アレルギー患者を対象に多施設二重盲検RCTを行い，2週間後の小青竜湯投与群ではくしゃみ，鼻汁，鼻閉いずれも有意に有効性が高かったと報告しました（図1，2）。

図1 ▶ 研究デザイン （文献1より作成）

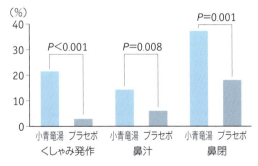

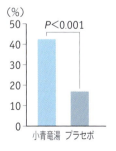

症状別改善度（くしゃみ発作・鼻汁・鼻閉）：改善以上で有意差あり
小青竜湯（TJ-19）服用群とプラセボ群の2週間服用後の「著明改善以上」の割合

全般改善度：有意差あり
小青竜湯服用群とプラセボ群との2週間服用後の「中等度改善以上」の割合

図2 ▶ 研究結果 （文献1より作成）

エビデンスの解釈と臨床応用

ご紹介した二重盲検RCTは，通年性アレルギー性鼻炎に対する小青竜湯の効果を示す貴重な臨床研究で，この結果をふまえてアレルギー性鼻炎のガイドラインにも小青竜湯が紹介されています。アレルギー性鼻炎，花粉症（特に若年者）で，第一に考える漢方薬は小青竜湯です。効果が上がりやすいのはくしゃみや鼻水（水のような鼻汁），薄い痰など，希薄な分泌物の流出を伴う症状です。この症例では抗アレルギー薬内服中でも，くしゃみ・鼻汁症状の改善のない患者に小青竜湯を追加投与しています。服用後1日程度で効果が現れます。抗ヒスタミン薬は眠気や注意力の低下をきたすことがありますが，小青竜湯には生薬として麻黄が含有されており，その中にはエフェドリンなどの成分が含まれることから，眠気をきたさない点が特徴です。逆に，麻黄が入っているため狭心症や心筋梗塞の既往のある方，高齢者への使用は注意し（興奮・高血圧・排尿障害・不眠），含有甘草量が比較的多いので長期投与時には副作用の発現（高血圧・浮腫・低カリウム血症）にも注意しつつ，適宜減量も考慮して下さい。

作用機序に関する報告

基礎実験で小青竜湯の抗アレルギー作用を示す報告がいくつかあります。
① 小青竜湯の経口摂取で，IgE依存性受身皮膚アナフィラキシー（passive cutaneous anaphylaxis：PCA）反応が抑制される[2]。
② 小青竜湯を抗体感作好塩基球に添加することで，脱顆粒およびヒスタミン遊離が著しく抑制される[3]。

似た漢方薬の「使い分け（鑑別）」

希薄な分泌物が多い場合には小青竜湯がまず考えられますが，小青竜湯では胃もたれや動悸をきたす方もいます。その際には，麻黄を含有しない苓甘姜味辛夏仁湯を使用します。また，小青竜湯の使用でも症状の改善が乏しく，冷えが強い場合には麻黄附子細辛湯で温める力を強力にすると症状が改善する場合もあります。同じ花粉症でも，眼の痒みや鼻閉に悩む場合には越婢加朮湯を使用します。さらに，花粉症の時期に咳が出る方は五虎湯を使用すると症状が緩和されます[4]。

もっとエビデンス

　小青竜湯が通年性鼻アレルギーに有効であるという臨床報告から，大屋[5]はスギ花粉症患者に対する予防効果を季節前投与でケトティフェンとRCTを行い，両者に有効性で差がなかった結果にて，小青竜湯はスギ花粉症にも有効であることを示しました。その後，森らや嶋崎ら[6~10]が春季アレルギー性鼻炎（花粉症）に対する小青竜湯の効果を他の漢方薬の効果と比較する準ランダム化比較試験を行い，苓甘姜味辛夏仁湯，越婢加朮湯，大青竜湯，桂麻各半湯，五虎湯がいずれも小青竜湯と効果に遜色ないことを報告しています。

参考文献

1）馬場駿吉, 他：耳鼻臨床. 1995；88（3）：389-405.
2）竹内良夫, 他：漢方医. 1982；6（8）：12-7.
3）竹内良夫, 他：和漢医薬会誌（suppl）. 1986；3（3）：294-5.
4）加島雅之：漢方薬の考え方, 使い方. 中外医学社, 2014, p255.
5）大屋靖彦：漢方診療. 1991；10：42-8.
6）森　壽生：Ther Res. 1996；17：3691-6.
7）森　壽生, 他：Ther Res. 1997；18：3093-9.
8）森　壽生：Ther Res. 1998；19：3299-307.
9）森　壽生, 他：Ther Res. 1999；20：2941-7.
10）嶋崎　讓, 他：Ther Res. 2001；22：2385-91.

第**2**部 ● 各疾患と漢方薬のエビデンス

7 耳鼻咽喉科疾患
口内炎

2-7

西川　仁，髙山　真

はじめに

　口内炎は，口腔粘膜の発赤，びらん，潰瘍などの所見として，時に多発性，再発性の病態も呈します。アフタ性口内炎，口腔カンジダ症，ヘルペス性歯肉口内炎など，局所的原因，ウイルス感染，アレルギーが原因としてありますが，原因不明の場合も少なくありません。西洋医学的に考えられる薬剤を投与しても改善しない場合は，漢方薬の出番であると考えます。漢方学的には胃の熱が関係していると考え，
おうれんげどくとう　　はんげしゃしんとう
黄連解毒湯や半夏瀉心湯を使用します。このとき，エキスを水に溶いて直接塗りつけるか，口に含んで口の中を漱いでから飲み込むと効果的です。長引く口内炎には，体質改善や胃腸機能の強化した漢方薬が有効です。

口内炎に対する漢方治療の例

症 例　74歳女性。1カ月前から舌の荒れ・痛みを自覚し，改善しないため当院を受診した。舌・頬粘膜に散在性の発赤を認めるのみで潰瘍や腫瘤性病変は認めなかった。副腎皮質ステロイド軟膏・含嗽薬・ビタミンB_2／B_6製剤の内服治療を約6週間行ったが症状改善には至らなかった。自覚症状の悪化を機
はんげしゃしんとう
に半夏瀉心湯7.5g（1回2.5g，1日3回，毎食前）／日を1週間投与したところ症状改善を自覚し，同薬継続希望があった。効果があると判断し同薬のみ継続投与を行った。

処方例　半夏瀉心湯7.5g（1回2.5g，1日3回，毎食前）
はんげしゃしんとう

112

エビデンスの紹介

Konoら[1]は，RCTで進行性直腸がん患者の化学療法に伴う口内炎に半夏瀉心湯を1週間局所投与し，口内炎の程度は投与前に比べ有意に改善したことを報告しました（図1，2）。

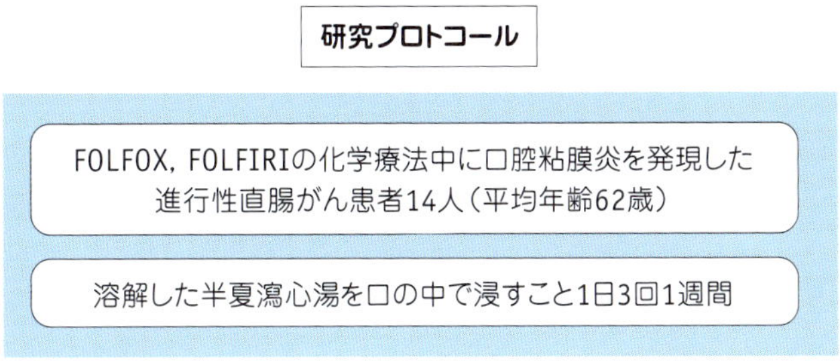

研究プロトコール

FOLFOX, FOLFIRIの化学療法中に口腔粘膜炎を発現した進行性直腸がん患者14人（平均年齢62歳）

溶解した半夏瀉心湯を口の中で浸すこと1日3回1週間

図1 ▶ 研究デザイン （文献1より作成）

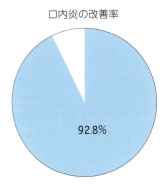

口内炎の改善率 92.8%

図2 ▶ 研究結果

14人中13人（92.8%）に口腔粘膜炎の改善を認めた。口腔粘膜炎のCTCAEグレードにおいて有意な減少を認めた。

（文献1より作成）

エビデンスの解釈と臨床応用

紹介した臨床研究では，化学療法に伴う口内炎への効果を見ています。一般的に，半夏瀉心湯は消化管に関わる粘膜，すなわち口・食道・胃腸・肛門までつながる粘膜の炎症に対して用いられます。特に，心窩部が痞え，悪心や嘔吐があり，下痢傾向，お腹がゴロゴロなるなどの症状が処方の目安になることが多いです。今回の自験例では，通常の西洋医学的治療で困った際に半夏瀉心湯を追加しました。投与から1〜2週間で症状が改善し，患者さんから継続希望がみられます。比較的甘草含有量の多い製剤のため，長期処方時には1日量を少なめにするか，定期的な採血で血清K値の確認が必要となります。

作用機序に関する報告

半夏瀉心湯について頭頸部がん治療（化学療法や放射線照射）に伴う口内炎の改善に働く作用機序が3つ報告されています。

①抗酸化作用：半夏瀉心湯は活性酸素（OHおよびO_2^-の両方）を除去し，安定的フリーラジカル（ニトロキシラジカル）を減少させ酸化作用のバランスをとる[2]。

②抗炎症・鎮痛作用：半夏瀉心湯はPGE_2産生を抑制することにより鎮痛・抗炎症効果を示す[3]。

③抗菌作用：半夏瀉心湯は通常の口腔内細菌叢を乱すことなく（常在菌にはあまり作用せず），口内炎の病原体となるグラム陰性菌を選択的に増殖阻害する[4]。

似た漢方薬の「使い分け（鑑別）」

半夏瀉心湯は抗炎症作用と胃腸補助の両方の効果を併せ持っています。舌の赤みや口内炎の炎症が強い場合には，抗炎症作用の強い黄連解毒湯を使用します。ストレスにより口内炎や舌症状の悪化が明らかな場合には，ストレスを和らげて炎症を抑える加味逍遙散を選択します。平素より疲れやすく，食欲不振もあり，疲れることによって口内炎が出る場合には，消化管の調子を整えて元気を益す補中益気湯を使用します[5]。

もっとエビデンス

①化学療法中の口内炎のリスクを軽減：胃がん患者で化学療法中に口内炎を発症した症例91例を半夏瀉心湯投与群45例とプラセボ投与群46例で比較検討した。Grade 2以上の口内炎の発生率は低下させなかったが，化学療法中にGrade 1の口内炎を発症した患者での口内炎のリスクを軽減させる傾向が示された[6]。

②Grade 2以上の口内炎の発生率を軽減：大腸がん患者で化学療法中（FOLFOX，FOLFIRIおよび/またはXELOX）にGarde 1以上の口内炎を発症した症例90例を半夏瀉心湯投与群43例とプラセボ投与群47例で比較検討した。Grade 2以上の口内炎の発生率は半夏瀉心湯投与群がプラセボ群より有意差はないものの，低かった[7]。

参考文献

1) Kono T, et al：World J Oncol. 2010；1(6)：232-5.
2) Matsumoto C, et al：J Radiat Res. 2015；56(4)：669-77.
3) Kono T, et al：Integr Cancer Ther. 2014；13(5)：435-45.
4) Fukamachi H, et al：Evid Based Complement Alternat Med. 2015；2015：512947.
5) 佐藤　弘：日気管食道会報. 2009；60(5)：384-92.
6) Aoyama T, et al：Cancer Chemother Pharmacol. 2014；73(5)：1047-54.
7) Matsuda C, et al：Cancer Chemother Pharmacol. 2015；76(1)：97-103.

第2部 ● 各疾患と漢方薬のエビデンス

7 耳鼻咽喉科疾患
咽喉頭異常感

2-7

西川　仁, 髙山　真

はじめに

　咽喉頭異常感症の定義は「咽喉頭異常感の訴えがあるにもかかわらず，通常の耳鼻咽喉科的視診で訴えに見合うだけの異常所見を局所に認めないもの」とされています。原因疾患として慢性炎症（慢性副鼻腔炎，慢性扁桃炎，慢性咽喉頭炎），胃食道逆流症，喉頭アレルギー，心気症，不安神経症，うつなどが挙げられています。西洋医学的薬剤だけで解決がつかないことも多く，半夏厚朴湯や柴朴湯など漢方薬の恩恵を受けることがよくあります。

咽喉頭異常感に対する漢方治療の例

症 例　48歳女性。1～2年前からのどの違和感を自覚。他院耳鼻科受診し咽喉頭ファイバー検査受けるも異常なし。症状持続するため当院を受診した。改めて咽喉頭ファイバー検査による診察を行ったが，咽喉頭には腫瘍性病変は認めなかった。半夏厚朴湯7.5g（1回2.5g，1日3回，毎食前）／日を2週間投与したところ，再診時症状残存するも改善傾向とのことであった。効果があると判断し追加継続投与した。その後も症状残存はあるものの改善とのことから有症状時の間欠投与にて経過観察とした。

処方例　半夏厚朴湯7.5g（1回2.5g，1日3回，毎食前）

エビデンスの紹介

今中は[1]，器質的疾患の見つからない真性の咽喉頭異常感症患者に半夏厚朴湯を投与し（投与期間・観察期間は不詳），有効性が高かったと報告しています（図1，2）。

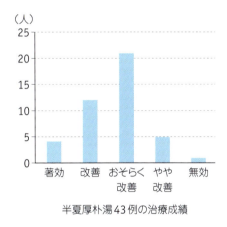

図1 ▶ 研究デザイン　　　　　　　　　　（文献1より作成）

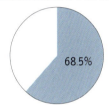

咽喉頭異常感症54人での有効率 68.5%

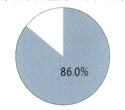

半夏厚朴湯単剤投与43人での有効率 86.0%

図2 ▶ 研究結果　　　　　　　　　　　　（文献1より作成）

エビデンスの解釈と臨床応用

紹介した臨床研究は，プラセボとの比較のない自験例の報告です。半夏厚朴湯は器質的異常のない咽喉頭異常感に用いられる代表的な漢方薬です。のどが詰まった感・ふさがった感・異物感が目安となりますが，声が出しにくい，嗄声，咳がよく出る，呼吸が苦しいなど，かなり広い用途があります。咽喉頭異常感の患者で抗菌薬や消炎酵素薬，PPI製剤といった西洋医学的治療で効果の乏しいときに用いることもありま

す。本症例では副鼻腔炎やGERD，アレルギーの関連が乏しかったため，初回から半夏厚朴湯を投与し改善を得ました。今中[1]は，舌根肥大のある症例に有効であると報告しています。患者さんの体力にあまり関係なく使えます。甘草が含まれておらず長期にわたり処方できます。

作用機序に関する報告

脳血管障害やParkinson病などで大脳基底核に障害が生じると，ドパミン合成が減少しサブスタンスPの分泌低下をきたすと言われています。サブスタンスPは咽喉頭の神経系に作用し咳や嚥下反射を惹起させます。サブスタンスPが減少すると咳や嚥下反射の惹起が妨げられ不顕性誤嚥のリスクを高めます。Iwasakiら[2][3]は，嚥下障害のある患者に対して半夏厚朴湯投与群とプラセボ投与群とで嚥下反射の時間と唾液中のサブスタンスP濃度を比較検討しました。半夏厚朴湯投与群では，反射時間が有意に減少し，サブスタンスP濃度も有意に増加したことを示しました。

似た漢方薬の「使い分け（鑑別）」

柴朴湯は半夏厚朴湯に小柴胡湯を合わせたもので，半夏厚朴湯にストレス緩和作用や抗炎症作用が加わっています。咽喉頭の異常感に苛立ちや，ストレスに伴う身体表現（胸肋部の脹る症状）がある際には柴朴湯のほうがより効果が望めます。半夏厚朴湯は痰が引っかかるときにも使用しますが，乾燥していてのどが引っかかる症状や乾咳には麦門冬湯を用います。麦門冬湯は口腔内，咽喉，気管支粘膜を潤す作用があります。咽喉頭症状に胃食道の逆流症状，心窩部の痞えなども症状も併存する場合には，半夏厚朴湯と茯苓飲が合わさった茯苓飲合半夏厚朴湯を用います。半夏厚朴湯で口，のど，食道の痞えを緩和し，茯苓飲で心窩部の痞えを緩和します[4]。

もっとエビデンス

半夏厚朴湯は，嚥下反射・咳反射の改善から，誤嚥性肺炎の予防にも臨床応用されています（☞91頁）。

①脳萎縮，ラクナ梗塞を有する高齢者の咳反射を改善：誤嚥性肺炎のエピソードのある脳萎縮またはラクナ梗塞を有する高齢者16例を半夏厚朴湯投与群7例とプラセボ投与群9例で咳反射を比較検討し，半夏厚朴湯投与群で咳閾値の低下が認められた。一方，プラセボ投与群では咳閾値に変化は認められなかった[5]。

②認知症高齢者の誤嚥性肺炎を予防：認知症を有する脳血管障害，Parkinson病の患者95例を半夏厚朴湯投与群47例とプラセボ投与群48例で誤嚥性肺炎の発症を比較検討し，半夏厚朴湯投与群では誤嚥性肺炎の発症率が有意に減少した[6]。

参考文献

1) 今中政支：ENTONI. 2013；160：63-9.
2) Iwasaki K, et al：Phytomedicine. 1999；6(2)：103-6.
3) Iwasaki K, et al：Phytomedicine. 2000；7(4)：259-63.
4) 佐藤　弘：日気管食道会報. 2009；60(5)：384-92.
5) Iwasaki K, et al：J Am Geriatr Soc. 2002；50(10)：1751-2.
6) Iwasaki K, et al：J Am Geriatr Soc. 2007；55(12)：2035-40.

第2部 ● 各疾患と漢方薬のエビデンス

8 皮膚科・形成外科疾患
疣 贅

2-8

池野由佳

はじめに

　疣贅はヒト乳頭腫ウイルス（human papillomavirus：HPV）の接触感染により生じる良性腫瘍性疾患で，HPVの型により臨床病型や好発年齢，治療に対する反応が異なります。自然治癒する病変もありますが，従来，サリチル酸や活性型ビタミンD₃軟膏外用による保存的治療，液体窒素による冷凍凝固および炭酸ガスレーザーや電気凝固による物理的治療が行われてきました。物理的治療では治療に痛みを伴うことや治療後の色素沈着や瘢痕形成などの問題もあり，また，疣贅に対する特効的治療法が確立されていないのが現状です。疣贅に対する漢方薬での治療に関しては議論されるところが少なくありませんが，ヨクイニン内服での治癒例がいくつか報告されており，ある程度有効とされています。

疣贅に対する漢方治療の例

症 例　12歳男児。足底部に生じた尋常性疣贅に対し，前医にて液体窒素による冷凍凝固を1回施行された。1回の治療では病変の治癒は得られなかったが，治療時の痛みに我慢できずその後の通院を中断したままとなっていた。隣接した皮膚に新しい病変が生じたため当院を受診。受診時，足底部皮膚に3mm大と2mm大の疣贅を認めた。痛みを伴わない治療を強く希望したため，ヨクイニンエキス錠6錠（1回2錠，1日3回，毎食前）を投与した。内服開始から約2週間が経過した頃より病変部に強い発赤が生じ同部に水疱を形成した。服薬を中止して経過を見ると，数日で水疱が痂皮化し，その後に病変は脱落して治癒に至った。治癒後の皮膚に色素沈着や瘢痕はほとんど認めなかった。

処方例　ヨクイニンエキス錠6錠（1回2錠，1日3回，毎食前）

エビデンスの紹介

別府らは全国155施設より収集された尋常性疣贅患者267例と扁平疣贅患者265例について，患者背景別解析を行いました[1]。**表1**に示すようにヨクイニンエキス錠・散の通常量を使用した場合で「消失率／改善以上率」とした全般改善度が尋常性疣贅で37.6／81.5％，扁平疣贅で32.5／78.5％であり，ヨクイニンの内服が疣贅の治療に効果を示すことが示唆されました。患者背景による検討では，**表2**に示すように性別・重症度・罹患期間・ヨクイニンの使用期間といった調査項目では尋常性疣贅，扁平疣贅双方で有意差を持った結果が得られましたが，年齢・病変の部位・病変の数に関しては尋常性疣贅例でのみ有意差を持った結果が示されました。また，合併症の有無・1日内服量・併用療法の有無に関しては，尋常性疣贅および扁平疣贅双方で改善度に有意差は認められませんでした。有用度に関しては尋常性疣贅，青年性扁平疣贅双方において75％以上という結果でした。

エビデンスの解釈と臨床応用

疣贅の中でも治療時の疼痛が問題となる小児例，あるいは顔面の扁平疣贅等物理的治療後の瘢痕や色素沈着が危惧される例などでヨクイニンの内服による治療が有用となります。特に罹病期間が短く，病変のサイズ，数ともに軽症であるほどヨクイニン内服での病変消失が期待できます。効果発現に要する期間は4週間未満であることが多く，消失前の徴候として病変部に発赤などの炎症反応を認めます。炎症徴候を認めたら休薬して経過を見ること，また無効例では漫然と長期に内服をせず他の治療法への切り替えを検討する必要があります。

作用機序に関する報告

溝口らは，ハトムギ抽出成分が免疫反応に与える影響について検討しています[2]。その結果，ハトムギ抽出成分が単球－マクロファージ系細胞に作用してIL-1の産生増強を介して抗体産生細胞を増強しますがその一方で，mitogenによるリンパ球幼若化反応には著明な影響を与えないことが示されました。

金田らは健常人にヨクイニンを投与後，フローサイトメーターを用いて末梢血中の細胞傷害性リンパ球数の変動を調べています[3]。その結果，ヨクイニンを健常人へ投与することにより末梢血リンパ球サブセットでNK活性細胞やMHC非拘束性細胞傷害性T細胞の比率が増加することが示されました。

表1 ▶ 尋常性疣贅および扁平疣贅に対するヨクイニン内服による全般改善度

	尋常性疣贅	扁平疣贅
消失率（%）	37.6	32.5
改善以上率（%）	81.5	78.5

（文献1より作成）

表2 ▶ 患者背景別全般改善度〔消失率（%）／改善以上率（%）〕

		尋常性疣贅	扁平疣贅
性 別	男	43.3／84.7	41.4／84.3
	女	33.4／79.1	29.2／76.4
年 齢	10歳未満	53.9／86.3	
	10歳代	46.9／85.8	
	20歳以上	27.2〜34.5／76.2〜82.8	
重症度	重度	25.0／76.7	24.1／89.7
	中等度	30.2／81.2	27.9／75.2
	軽度	54.4／84.0	46.5／81.7
罹患期間	3カ月未満	51.1／87.2	48.5／75.8
	3〜6カ月未満	56.0／89.3	57.1／90.5
	6カ月〜1年未満	41.1／82.2	43.8／81.3
	1〜3年未満	22.7／76.3	17.4／67.4
	3〜5年未満	37.5／81.3	22.2／88.9
	5年以上	27.8／88.9	7.1／71.4
部位（延べ数）	顔面	35.2／81.6	
	頸部	17.4／76.7	
	軀幹	21.9／80.8	
	上肢	39.8／80.3	
	下肢	38.0／83.3	
	その他	29.4／82.4	
疣贅数	1〜4個	54.9／86.1	
	5〜9個	35.0／79.7	
	10〜19個	26.3／74.8	
	20〜29個	12.2／82.9	
	30個以上	23.4／79.4	
使用期間	4週未満	71.7／88.7	57.9／84.2
	4週〜3カ月未満	44.5／82.0	42.0／77.0
	3〜6カ月未満	27.0／83.2	27.7／80.0
	6カ月〜1年未満	23.3／74.4	21.8／80.0
	1年以上	23.7／76.3	11.5／73.1

（文献1より作成）

滝本らはハトムギ穀実のメタノール抽出成分の癌細胞に対する作用と有効成分に関する検討を行っています[4]。その結果，抽出成分の一部の画分がヒト子宮頸癌由来のHeLa細胞に対して有意な細胞増殖抑制作用を示すことが明らかとなりました。さらに同分画から化合物として5,7-dihydroxychromoneとcoixolが単離され，このことより，ハトムギ穀実のメタノール抽出物は癌予防に有用である可能性が示されました。

　ヨクイニンエキスの薬理作用に関しては上記のような報告がありますが，疣贅に対する作用機序に関する報告はほとんどないのが現状です。

似た漢方薬の「使い分け（鑑別）」

桂枝茯苓丸加薏苡仁

　瘀血という病態に対する代表的な漢方薬である桂枝茯苓丸に薏苡仁を加えたものです。瘀血の病態は言い換えると局所の循環障害もしくは血液分布の異常です。下半身は冷えて上半身にのぼせを生じる更年期特有の症状や，下腹部の触診で抵抗と軽度の圧痛がある場合，月経異常，月経困難，子宮内膜症など骨盤内の循環障害を疑う状態，さらには打撲などが桂枝茯苓丸の適応があります。これに利水・排膿・角化抑制・抗ウイルス作用を持つ薏苡仁が追加されたものが桂枝茯苓丸加薏苡仁です。瘀血の症状に加えて化膿や滲出液を伴う病変に適応があるため，瘀血の症状を伴う疣贅患者に対し使用適応があるでしょう。

もっとエビデンス

　疣贅に対する薏苡仁内服治療に関する報告は他にもいくつかあります。

　1985年に一施設における青年性扁平疣贅患者380例に対するヨクイニンやシメチジン内服による全身療法の効果を比較検討した研究が報告されました[5]。これは治癒しない限り3カ月以上治療を続けた例を対象としており，治療法にかかわらず初診から3カ月で52％，6カ月で66％，1年で77％が治癒すると報告されています。中でも1～2カ月で治癒する例が多く，3カ月以降治癒率は漸減すると述べられています。治癒率に関係する要因としては，ここでも男性が女性よりも病変消失率が高く，小児が成人よりも早く治癒し，罹患期間が短いほど短期間で治癒する傾向がみられています。

　また，1964年にヨクイニンエキス錠を内服投与された尋常性疣贅患者50例と青年性扁平疣贅38例の治療効果が検討され，各々63.4％，72.7％の有効率と報告[6]，1990年には尋常性疣贅患者68例にヨクイニン錠を経口投与し年齢による有効率の差

が検討され[7]，その結果，尋常性疣贅に対するヨクイニン内服の有効率は乳幼児と学童で71〜74％と最も高く，青年でやや下がり，成人では20％であったと報告しています。

　一方，1963年に青年性扁平疣贅患者25例と尋常性疣贅患者10例にヨクイニンエキス錠を経口投与し，その治療効果が検討された報告では，青年性扁平疣贅の68％で有効であり，1カ月以内の脱落例が多かった一方で，尋常性疣贅の30％で有効であり，その効果をあまり期待できないと述べられています[8]。

参考文献

1) 別府邦英, 他：医学と薬学. 1996；36(1)：69-90.
2) 溝口靖紘, 他：和漢医薬会誌. 1986；3(3)：170-6.
3) 金田達成, 他：臨床病理. 1992；40(2)：179-81.
4) 滝本裕子, 他：日本補完代替医療学会誌. 2013；10(2)：69-74.
5) 上田由紀子：日皮会誌. 1985；95：985-93.
6) 入沢誢吉：漢方研究. 1964；2：42-7.
7) 三露久生, 他：病院薬学. 1990；16(5)：255-9.
8) 大西泰二, 他：漢方研究. 1963；11：398-401.

第**2**部 ● 各疾患と漢方薬のエビデンス

8 皮膚科・形成外科疾患
褥 瘡

2-8

池野由佳

はじめに

　　褥瘡の発生には長時間の圧迫による皮膚の循環不全が主な要因となりますが，患者
さんの栄養状態や局所の過度な湿潤環境，浮腫等も褥瘡発生に関与する重要な因子と
して挙げられます。褥瘡発生要因を漢方医学的に言い換えると，エネルギー不足・機
能低下の「気虚」が背景にある患者さんの皮膚局所の長時間の圧迫により同部に循環障
害の「瘀血」が生じ，結果的に循環不良・栄養不足の「血虚」の状態となることです。気
虚があることで汗や排泄物が漏出しがちになるため局所は過度の湿潤環境となり，褥
瘡の発生リスクの増加や治癒遅延の原因となりえます。このように考えると，これら
の病態に対する漢方薬の使用が褥瘡の発生予防および治療の一助となることが期待で
きます。

褥瘡に対する漢方治療の例

症 例　85歳女性。認知症と診断され6年前から老健施設に入所中であった。老健
　　　　施設入所後，活動度が徐々に減り日中も食事時以外は傾眠傾向となり，仙
　　　　骨部に褥瘡を発症した。
　　　　身長152cm，体重37kg，末梢血にて軽度貧血と低アルブミン血症があっ
　　　　た。褥瘡は仙骨部に生じ，10×8cmで黒色壊死組織を伴うものであった。
　　　　外科的に壊死組織を除去した後に十全大補湯7.5g（1回2.5g，1日3回，
　　　　毎食前）内服に紫雲膏での局所治療を開始した。治療開始から約4カ月で
　　　　褥瘡のサイズは約半分の大きさまで縮小し，潰瘍面は良好な肉芽組織で覆
　　　　われてきた。創部の感染も認めず，その後も順調に創治癒は進み，治療開
　　　　始から10カ月で小豆大の皮膚潰瘍を残すのみとなった。

処方例　十全大補湯7.5g（1回2.5g，1日3回，毎食前）

エビデンスの紹介

永井らは，9施設において難治性の慢性期褥瘡を有する患者28例に対し十全大補湯内服に関するRCTを行っています[1]。従来の治療を継続した群とツムラ十全大補湯エキス顆粒を内服した群とに分け，褥瘡のサイズ，深達度，アルブミン値，リンパ球数，創面の細菌培養測定等を各々比較評価し，十全大補湯の内服は褥瘡の治癒率や栄養状態に影響を与えず，メチシリン耐性ブドウ球菌（Methicillin-resistant *Staphylococcus aureus*：MRSA）検出率は改善するという結果を報告しました（図1，2）[1]。

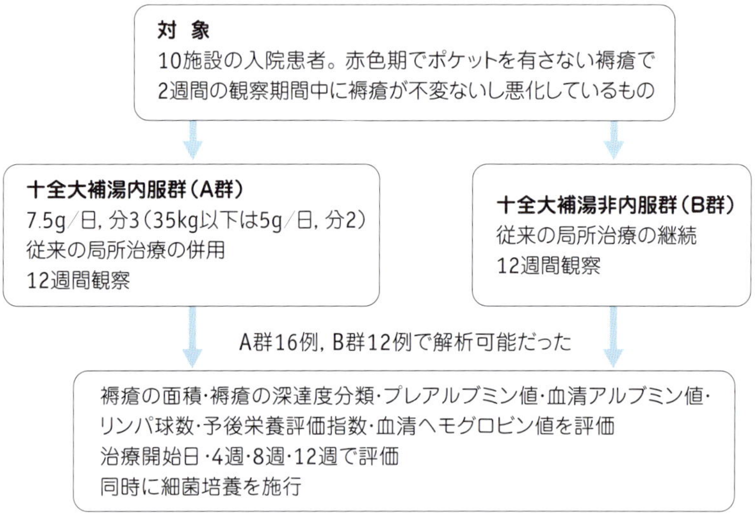

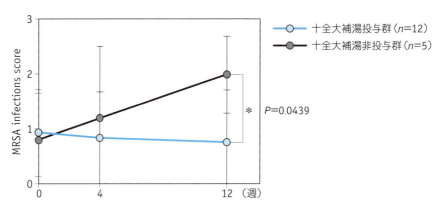

図1 ▶ 研究デザイン　　　　　　　　　　　　　　　　（文献1より引用）

図2 ▶ MRSA菌量の比較－十全大補湯投与群および非投与群
投与群・非投与群それぞれにおけるMRSA菌量スコアの平均値の経過。投与群では経過とともに菌量が低下傾向を，非投与群では菌量の増加傾向を示した。両群間で有意差が認められた。（$p<0.05$；Wilcoxon's rank sum test）

（文献1より引用）

エビデンスの解釈と臨床応用

慢性期の褥瘡に対し，局所の治療とともに十全大補湯の内服治療も併用することで，褥瘡の改善率は上昇しえます。十全大補湯の内服により褥瘡患者の背景にある低栄養状態が改善傾向に向かうこと，褥瘡創面へのMRSAの感染率が減少することも確認されており，栄養状態の改善や局所の抗菌作用が十全大補湯の効果として期待できると考えられます。十全大補湯の構成生薬には甘草が含まれており，その含有量は多くはありませんが，背景に低栄養がある患者さんへの長期使用においては定期的な血清K値の確認が必要となります。

作用機序に関する報告

武元らは，十全大補湯の内服によりT細胞が関与する反応のうちdelayed-type hypersensitivity（DTH）反応および細胞傷害性反応のいずれもが増強したことより，十全大補湯が細胞性免疫を介した生体防御機構に対して有効である可能性を示唆しました[2]。

また，長浜らは，胃癌の術後患者において十全大補湯投与例と非投与例での細胞性免疫の推移を比較検討し，その結果から十全大補湯に細胞性免疫賦活作用があることが示唆されたと述べています[3]。

褥瘡に対する十全大補湯の作用機序を科学的に研究した報告はありませんが，十全大補湯の細胞性免疫賦活作用は，褥瘡局所における創傷治癒促進にも有用であると考えられます。また，黒川は，十全大補湯の構成生薬である黄耆・川芎・当帰の末梢血流増加作用，蒼朮・茯苓の利水作用，芍薬・桂枝の抗炎症作用などが褥瘡の治癒促進に有用であろうと述べています[4]。

似た漢方の使い分け

漢方薬を褥瘡に用いた報告はいくつかありますが，褥瘡に用いられるものの多くは補剤であり，補中益気湯・六君子湯・黄耆建中湯・帰耆建中湯加附子などの使用報告があります[5]~[8]。

褥瘡の患者は気血両虚の状態である場合が多く，補剤の使用により得られる栄養状態の改善や局所血流の改善等が褥瘡の創傷治癒促進に有用とされています。

また，褥瘡局所治療のための外用剤として紫雲膏を使用した報告が多数あります。

もっとエビデンス

　尾崎らは臀部から仙骨部の難治性の巨大な褥瘡に対しラップ療法での局所治療に黄耆建中湯の内服を併用した症例を報告しています。ここでは黄耆建中湯エキス顆粒12g／日の内服を4カ月行い褥瘡の縮小を認めましたが，食欲不振で休薬後治癒速度が遷延したことからも同方の内服が褥瘡治療に有効であると述べられています[9]。

　Yakuboらは低栄養を伴う仙骨部褥瘡患者に六君子湯5.0g／日の内服を行い，食欲および摂取量の増加に伴う栄養状態の改善と褥瘡部の治癒傾向を認め，治療4カ月で褥瘡の治癒に至った症例を報告しています[10]。

　紫雲膏を用いた褥瘡の治療報告は多数あります。守山らは22例の褥瘡に対し紫雲膏を使用し，その有用性を示しました[11]。森は頭部の褥瘡に紫雲膏を使用して1カ月で治癒に至った症例を報告，Pao-Ju Luらは紫雲膏の有用性を報告し，紫雲膏の成分であるacetylshikoninが皮膚潰瘍に対して肉芽の増生，血管新生を促し，上皮化を促進させると述べています。

参考文献

1) 永井弥生, 他：漢方と最新治療. 2009；18(2)：143-9.
2) 武元則人, 他：炎症. 1989；9(1)：49-52.
3) 長浜充二, 他：Prog Med. 1989；9：838-41.
4) 黒川嵩臣：Prog Med. 2001；21：1828-32.
5) 鈴木　定：新薬と臨床. 1998；47：1172-80.
6) 鈴木　裕, 他：漢方医学. 1999；23：192-3.
7) 菊谷豊彦：現代東洋医学. 1992；13：505-10.
8) 長坂和彦, 他：日東洋医誌. 1998；49：273-80.
9) 尾崎和成, 他：東方医. 2011；27(3)：31-8.
10) Yakubo S, et al：Int Med J. 2013；20(3)：352-4.
11) 守山聖美, 他：漢方医学. 2010；34：195-7.

第2部 ● 各疾患と漢方薬のエビデンス

9 眼科疾患
麦粒腫

2-9

髙山　真

はじめに

　麦粒腫とは俗に「ものもらい」と呼ばれる病気で，原因は細菌感染によるものです。汗を出す腺やまつげの毛根に感染した場合を外麦粒腫，マイボーム腺の感染を内麦粒腫と呼びます[1]。炎症が強くなってくると赤み・腫れ・痛みが強くなり，化膿が進むと腫れた部分が自然に破れて膿が出ることもあります。排膿されると症状は改善に向かいます。治療は抗菌薬の点眼や内服を行いますが，症状が遷延する場合には漢方薬の追加も選択肢として考えられます。

眼の症状に対する漢方薬治療の例

症 例　22歳男性。コンタクトレンズを使用するようになり，頻回に瞼が腫れるようになっていた。1週間前に右上眼瞼の発赤，腫脹，疼痛が強かったため近医眼科を受診し抗菌点眼薬を処方されたが，その後も腫脹は引かなかった。慢性副鼻腔炎のため以前より当院に通院していたこともあり，眼の症状についての相談目的で当科を受診した。コンタクトレンズは痛みのため使用できず，右上眼瞼の疼痛，発赤，腫脹が明らかであったため，炎症の抑制と排膿を考えて排膿散及湯を処方した。排膿散及湯内服から2日後に膿が排出され，その後腫脹が軽減し痛みも和らいでいった。処方から1週間で症状は改善し，点眼薬も終了となった。

処方例　排膿散及湯7.5g（1回2.5g，1日3回，毎食前）

第2部　各疾患と漢方薬のエビデンス　**9** 眼科疾患 ● 麦粒腫　**129**

エビデンスの紹介

　急性期内麦粒腫に対する排膿散及湯の有効性を評価したRCTがあり，抗菌薬点眼とステロイド点眼を行った群と，同様の治療に排膿散及湯投与を追加した群で比較を行っています。自覚症状の改善までの期間は，排膿散及湯追加群で有意に短いという結果でした[2]。

エビデンスの解釈と臨床応用

　排膿散及湯は種々の化膿性病変に用いられ，皮膚粘膜のみならず，扁桃などの炎症にも応用されます。上記報告は，内麦粒腫を化膿性病変ととらえて眼科疾患に応用した臨床研究です。抗炎症作用と排膿という解釈からこれまでに肛門周囲膿瘍，掌蹠膿疱症，子宮留膿症などで奏効した症例も報告されています。漢方薬の中では甘草の含有量が多めであることから急性期はしっかり内服し，症状が改善したら終了します。長期間投与が必要な場合には，1日投与量を減量する工夫や，定期的な血清K値の確認が必要になってきます。

作用機序に関する報告

　直接本疾患に関連してはいませんが，排膿散及湯の基礎実験では，王らが歯周病モデルラットによりその効果を報告しています。排膿散及湯投与により歯肉の腫脹を抑制，上皮層びらん改善，上皮突起の伸展，炎症細胞の減少，歯根膜の成熟などが病理組織的に確認され，抗炎症作用が示唆されています[3]。排膿散及湯は主に疼痛を伴う皮膚，粘膜の化膿性疾患に対し用いられ，排膿を促進する漢方薬としても有名ですが，その作用機序を抗炎症作用の側面から一部説明する研究であると思われます。

似た漢方薬の「使い分け（鑑別）」

　アレルギー性結膜炎による眼の痒み，眼球結膜の充血や瞼の腫脹，目ヤニなどの症状には，越婢加朮湯を使用すると症状を緩和することができます。越婢加朮湯には炎症を抑制する生薬（麻黄，石膏，甘草），分泌物を減らす生薬（蒼朮）が含まれています。花粉症の時期で，ステロイド点眼薬や抗アレルギー点眼薬でもなかなか症状が改善しない場合に追加で内服すると切れ味の良い効果を示します。

参考文献

1) 日本眼科学会：眼瞼や涙器の病気 麦粒腫 [http://www.nichigan.or.jp/public/disease/ganken_bakuryu.jsp]
2) 高間直彦, 他：眼臨医報. 2006；100：9-11.
3) 王　宝禮, 他：歯薬物療. 2017；36(2)：67.

第**2**部 ● 各疾患と漢方薬のエビデンス

10 整形外科疾患
変形性膝関節症

2-10

有田龍太郎, 髙山 真

はじめに

　変形性膝関節症は高齢女性に多くみられる疾患で膝の痛みを主症状としますが, 水腫の合併もあります。原因は関節軟骨の老化であり, 関節軟骨が弾性力を失ってすり減り, 関節の変形から○脚となります。痛みの症状は様々で, 立ち上がりや歩きはじめの動作開始時に痛む程度から, 正座ができない, 階段が上れない, 安静時にも痛むなど個人差があります。また, 水腫, 関節の熱感, 増悪因子の冷えなど, 漢方的な見方を取り入れて痛みに対処が可能です。

変形性膝関節症に対する漢方薬治療の例

症 例　63歳女性。2年前に両側変形性膝関節症と診断された。 整形外科にてNSAIDs内服, ヒアルロン酸の関節内注射を行っているが, 1カ月前から関節水腫が増悪し, 膝関節の痛みも強くなってきたため, 漢方外来を受診した。関節水腫はあるが熱感はなく, 疼痛は冷えると悪くなるとのことだった。 体格的に水太りがちであり, 防已黄耆湯を処方した。1カ月後, 関節水腫, 痛みともに軽減した。 冬になり再び関節痛が増悪したため, 防已黄耆湯にブシ末を追加して, 症状は軽減した。

処方例　防已黄耆湯7.5g（1回2.5g, 1日3回, 毎食前）
　　　　➡ 防已黄耆湯7.5g（1回2.5g, 1日3回, 毎食前）＋ブシ末1.5g（1回0.5g, 1日3回, 毎食前）

エビデンスの紹介

Majimaらは，関節滲出液を伴った変形性膝関節症に対する防已黄耆湯の有効性と安全性をRCTで検討しています（図1）[1]。臨床的に関節滲出液を認めた変形性膝関節症の患者を対象にロキソプロフェン＋防已黄耆湯投与群とロキソプロフェン投与群間で膝スコア，機能スコア，関節滲出液量，SF-36を比較し，関節症状ならびに健康状態を評価したところ，膝スコアは両群でともに有意な改善が得られ，機能スコアは併用群でのみ有意な改善が得られ，SF-36は，physical functionにおいて併用群・ロキソプロフェン群ともに有意な改善が得られ，関節滲出液量は併用群でのみ4週後から有意に減少したと報告しています。

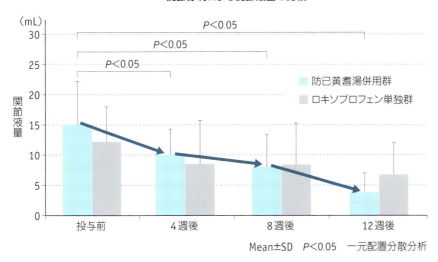

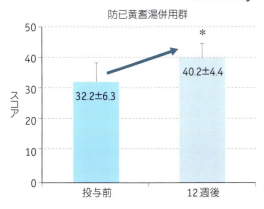
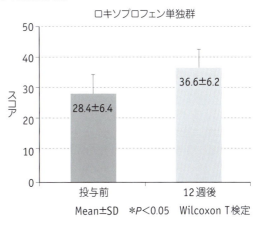

図1 ▶ 変形性膝関節症に対する防已黄耆湯の臨床的効果

（文献1より引用）

エビデンスの解釈と臨床応用

　この研究では，ロキソプロフェンに防已黄耆湯を追加することで，機能スコアと一部の健康状態，関節滲出液量において改善が見込めることを示唆しています。ロキソプロフェンは一般的に炎症を伴う急性疼痛に使用されますが，胃潰瘍，心血管障害，腎障害の副作用があるため，副作用対策で薬剤数が増えることもあり，高齢者へのポリファーマシーを考えるに悩むことが多い薬剤でもあります。防已黄耆湯を併用することで，機能的側面，水腫の悪化を減らすことができればNSAIDsの減量にもつながると考えます。

作用機序に関する報告

　防已黄耆湯の含有生薬である防已は抗炎症作用を持つシノメニン（アルカロイド）が含まれています。また，さらに黄耆を含む漢方薬は基礎研究でサイトカインTNF-α，IFN-γに関連した炎症を抑制する作用も報告されています。防已黄耆湯の変形性膝関節症への効果は，臨床的な効果も含めて考えると抗炎症作用が機序のひとつと考えられそうです。

似た漢方薬の「使い分け（鑑別）」

　変形性膝関節症に対する漢方薬治療は増悪を抑制すること，炎症がある場合には抗炎症作用を強めること，冷えによる悪化には温めることを考えていきます。症状増悪の抑制には基本に防已黄耆湯を使用します。一過性に水腫を伴い膝の熱感があり膝関節の炎症の増悪がみられた際には，防已黄耆湯に越婢加朮湯を追加します。越婢加朮湯は抗炎症作用がより強く，水腫の改善効果も増強された漢方薬です。炎症が引いて来たら防已黄耆湯単独に戻します。逆に，冷房に当たると痛みが増悪したり，冬になるとより痛みが増強するような冷えによる影響が明らかな場合には，ブシ末を追加します。ブシ末には温める作用と鎮痛効果があり，冷えによる悪化の際には併用されることが多い調剤用の顆粒です。

もっとエビデンス

　西澤らは，膝関節痛と膝腫脹を伴う変形性膝関節症の患者を対象に防已黄耆湯＋修治附子末，防已黄耆湯＋修治附子末＋NSAIDs，NSAIDsのみの効果をみるRCT

を行っています[2]。10年間という長期間観察している研究で，疼痛評価，QOL評価などを比較検討しています。疼痛および運動能は，防已黄耆湯＋修治附子末＞防已黄耆湯＋修治附子末＋NSAIDs＞NSAIDsのみの順で改善を認めました。NSAIDsの長期投与では，副作用が懸念され，さらには冷えの原因にもなりえます。効果の順序を見ると，NSAIDsによる冷えを漢方薬投与で改善し症状を緩和していた側面もあるかもしれません。

参考文献

1) Majima T, et al：Sports Med Arthrosc Rehabil Ther Technol. 2012；4：3.
2) 西澤芳男, 他：痛みと漢方. 1998；8：17-32.

コラム　ブシ末と疼痛管理

有田龍太郎

▶ ブシ末の量は1日量1.5g程度から始めて症状を見ながら増減していきます。保険適用量は製薬会社により異なり，1日量の制限があります。たとえば，三和生薬では1日1.5gが上限です。ツムラでは調剤用のため明らかな上限は設定されていません。内服する際の飲みやすさや体の温まり方などで好みが分かれるので，投薬の反応を聞いて使い分けていく方法もあります〔「附子：動悸，のぼせ，口腔内のしびれ，食欲不振」（☞160頁）〕。

▶ 増悪や寛解を繰り返す疼痛には様々な鎮痛薬が使用され，多剤併用となることもあります。また，医療経済的な側面も指摘される時代となってきましたので，患者さんの訴えを細かく聞いて患部を観察し，比較的安価な漢方薬を上手に使用していくことで医療経済にも貢献ができると考えます。

第2部 ● 各疾患と漢方薬のエビデンス

10 整形外科疾患
筋肉痛, ぎっくり腰

2-10

有田龍太郎, 髙山　真

はじめに

　足のつりや筋肉痛, ぎっくり腰は一般診療で相談を受ける頻度の高い症状です。スポーツや労働後の筋肉の突っ張りや痛みに対しては短期的に消炎鎮痛薬を用いることが多いものの, 夜に足がつる, 山登りで足がつるなどの発作やその予防には漢方薬が多く使われます。特に薬価の安い芍薬甘草湯は, 生産額ベースで漢方薬全体の売り上げの6番目に当たることからもその使用頻度が類推できます。

筋肉痛, ぎっくり腰に対する漢方薬治療の例

症 例　糖尿病にて内服加療中の70代男性。睡眠中に足がつること(こむらがえり)が多くなったと内科外来で相談された。湿布薬を貼ると痛みは引くが, こむらがえりで目が覚めてしまう。血液検査では腎機能や電解質に異常はみられなかった。こむらがえりに対して芍薬甘草湯を1包就寝前に頓服で処方したところ, こむらがえりは激減した。睡眠の質も上がり, 元気に通院を続けている。

処方例　つりそうな際, もしくは就寝前:
芍薬甘草湯1回2.5g

エビデンスの紹介

　熊田らは, 多施設共同研究でプラセボ対照二重盲検RCTを実施しています。週に2回以上こむらがえりを起こす肝硬変患者126例を対象とし, 芍薬甘草湯投与群(7.5g/日)とプラセボ群にランダムに割り付けて観察期間2週間, 投与期間2週間におけるこむらがえりを評価検討しました。101例が解析され, こむらがえりの頻度が半分以下

になった症例が，芍薬甘草湯投与群で有意に高かった（67.3% vs 37.5%）と報告しています[1]。

エビデンスの解釈と臨床応用

プラセボを用いたRCTであるこの臨床研究はエビデンスレベルが高く，芍薬甘草湯の効果を明確に示した報告となっています。一方で，芍薬甘草湯（甘草）の副作用としても有名な偽アルドステロン症の症状（浮腫，血清K値低下，血圧上昇）[「甘草：偽アルドステロン症」（☞159頁）]は52例中5例にみられたとあり，投与量や期間を減らす工夫が必要と考えられます。この試験は肝硬変患者が対象ですが，糖尿病[2]，腰部脊椎疾患[3]，血液透析[4]，脳血管障害[5]などによるこむらがえりでも研究が行われ，基礎疾患によらずこむらがえりに対して一定の効果があるといえます。

芍薬甘草湯は，筋痙攣であれば骨格筋だけでなく平滑筋にも作用します。ぎっくり腰（急性腰痛症）のほか月経痛，胆石による疝痛などにも用いることがあります。これらの痛みが急性で強い場合は短期間で多めに服用する場合もあります。

作用機序に関する報告

芍薬甘草湯は芍薬と甘草の2つの生薬で構成されるシンプルな処方で，筋痙攣に対する鎮痛作用，痙攣性収縮抑制作用が報告されています。

糖尿病モデルマウスで侵害受容性疼痛の閾値を調べた実験では，芍薬甘草湯のうち，芍薬の成分であるペオニフロリンやアルビフロリンに疼痛閾値を上げる，つまり疼痛を感じにくくする作用が報告されています。この鎮痛作用はノルアドレナリン神経系を介した下行性疼痛抑制系を介していることも示されました[6)7]。これはオピオイド，NSAIDs，プレガバリンなどとは異なる鎮痛作用ということになります。また，芍薬甘草湯が子宮内膜線維芽細胞のプロスタグランジン産生を抑制する，アラキドン酸系を介した鎮痛作用も報告されています[8]。また，筋痙攣そのものに対しての作用は，甘草や甘草の複数の成分で濃度依存的に効果がみられた一方，芍薬では効果がみられませんでした[9]。芍薬，甘草それぞれに効果が異なるようです。また，筋痙攣ではない通常の単収縮に対して，芍薬甘草湯は収縮力を低下させることがないことも示されています[10]。痙攣性の収縮にだけ作用するため，通常の筋弛緩薬にみられるような脱力や中枢神経系の副作用は起こしにくいと考えられます。

筋痙攣から話は逸れますが，パクリタキセル投与による神経炎症状であるアロディニア，疼痛過敏のモデルマウスに対しても芍薬甘草湯が有効でした。しかし芍薬のみ，

第**2**部　各疾患と漢方薬のエビデンス　**10** 整形外科疾患　● 筋肉痛，ぎっくり腰　　**137**

甘草のみではその効果は限定的となってしまうようです[11]。2つの生薬が複合されているからこそ効いている，漢方の配合の妙が実験からも解明されつつあります。

2-10 似た漢方薬の「使い分け（鑑別）」

　芍薬甘草湯は痛みがある場合に頓服で用いるのが通常の使い方で，1日3回の服用はせいぜい1，2週間が限度です。長期内服では上記の偽アルドステロン症の副作用を起こす場合がありますので，服用を続ける場合は浮腫，血圧，血清K値のチェックを定期的に行うようにしましょう。

　冷えが誘因となる筋痙攣では，附子を加えた芍薬甘草附子湯で温める作用を加えるのもよいでしょう。

　慢性化した筋肉痛には疎経活血湯が効果を発揮します。また，高齢者の慢性腰部・下肢痛では八味地黄丸で緩和できる例を経験します。これらの処方を1日2，3回内服しながら，筋痙攣時に芍薬甘草湯を頓服で用いる，という組み合わせもしばしば行います（処方例：疎経活血湯7.5g＋芍薬甘草附子湯1.5g頓用など）。

　また，最近では慢性疼痛の考え方が広がっています。慢性疼痛とは治癒するはずの時間を経過しても改善しない痛みで，長期間痛みを感じることで痛みに敏感になっていたり，心因性に痛みを感じるようになったりします。このような場合，柴胡という生薬を含む処方で疼痛が緩和する症例を経験します。イライラが強い例では抑肝散，加味逍遥散，抑うつ傾向のある例では柴胡加竜骨牡蛎湯などを用います。

参考文献

1) 熊田　卓, 他：臨医薬. 1999；15：499−523.
2) 吉田麻美, 他：神経治療. 1995；12：529−34.
3) 村上元庸, 他：痛みと漢方. 1995；5：11−6.
4) 佐藤節子, 他：泌外. 2000；13(2)：221−7.
5) 阪本次夫, 他：日東洋医誌. 1995；45(3)：563−8.
6) Omiya Y, et al：J Pharmacol Sci. 2005；99(4)：373−80.
7) Lee KK, et al：Eur J Pain. 2011；15(10)：1035−9.
8) 伊藤美穂, 他：漢方と最新治療. 1997；6：52−4.
9) Lee KK, et al：J Ethnopharmacol. 2013；145(1)：286−93.
10) Kaifuchi N, et al：J Nat Med. 2015；69(3)：287−95.
11) Hidaka T, et al：Eur J Pain. 2009；13(1)：22−7.

第2部 ● 各疾患と漢方薬のエビデンス

11 応用編
小児科疾患

小島三千代

小建中湯

　小建中湯は，小児科医が漢方薬の勉強を始めると，麻黄湯，五苓散の次にお目にかかる処方だと思います。様々な成書に「小児の腹痛に小建中湯」と記されています。筆者は，小建中湯が著効した3例を経験しています。3例はいずれも保育園や幼稚園に通う女児でしたが，その腹痛の期間は1カ月～半年と長く，同時に食欲の低下もみられていました。2例からは便培養で *Clostridium difficile* が検出され，うち1例は間欠的に少量の血便もみられていました。腹部は成書に記載があるように，薄い腹直筋が張っていて，子どもらしいふっくらした感じがなく，どこを押してもイタイと顔をゆがめました。これら3例への小建中湯の効果は，1週間を待たずして腹痛が激減し，食欲が回復するという際立ったものでした。
　小建中湯は胃腸の虚弱な児の体質改善の薬です。成分の膠飴は米などの穀物があらかじめ麦芽汁で分解されており，消化を助けます。腹痛は胃腸虚弱児の表に現れた症状のひとつであり，その際には小建中湯は奏効します。

抑肝散加陳皮半夏

　漢方薬の勉強をしていてよかった，と実感する薬のひとつです。抑肝散は虚弱で神経のたかぶる児の不眠症（夜驚症），神経症などに使用する薬ですが，ここに胃薬である陳皮・半夏が加えられています。小児の胃腸虚弱は一般外来でも遭遇する頻度が高く，ストレス社会である現代の背景を考えても，抑肝散加陳皮半夏が活躍する状況はとても多いと思われます。この処方に出会うまでは，明らかに神経症と思われる患者さんでも，小児では向精神薬が使用しづらく，また本当に必要な場合は精神科紹介となるため，歯痒い思いをしていました。しかし，この処方に出会ってからは，まず試してみて良い結果に喜ばれる，ということがたびたびあります。胃腸炎で嘔吐してから嗅覚や首元の触覚に過敏になり，ちょっとしたことでゲーゲーしていた児が，

抑肝散加陳皮半夏を飲んで数日のうちに症状が消えたほか，叱られると悪化するチック症や，学校や家人とのトラブルで不眠や抑うつ状態に陥った場合にも，環境調整とともに抑肝散加陳皮半夏を使用することで，速やかな回復を見ることがありました。

　この薬が有効な症例について，益田は，現在進行形で肉体的・精神的に被害を受けている人と表現し[1]，また岡は，怒りを言語化できずにイライラしている人と表現しました[2]。小児は自分の思いを言語化する能力がありませんし，中学生や大人でも言語化が不得手な人はおります。一方，似たような状態に見えるのに無効な症例に，加味逍遙散などが効いたときは，もしかしたらこの患者さんは言語化できないのではなくて，何らかの理由で医師に伝えたくなかっただけなのかな？　と考えたりしています。

苓桂朮甘湯

　小学校高学年から中学生において，起立性調節障害は有病率が1割と身近な疾患です。不定愁訴で受診した小児に，貧血や甲状腺機能などの異常が否定されれば，簡単な問診票と起立試験の結果で診断がつきますが，この疾患が疑われないと，怠けや不登校のレッテルを張られて二次的な抑うつ状態をまねくこともあり，注意が必要です。この症状に苓桂朮甘湯が著効することが多いのは漢方薬の使用の上では常識的とも言えますが，治療のガイドラインでは漢方薬は効果不定とされ，中でも苓桂朮甘湯は，半夏白朮天麻湯や補中益気湯の後塵を拝しています。秋葉は著書[3]の中で，学童の立ちくらみに，胃内停水（心窩部をタップするとチャポチャポ音がする所見）と臍上悸（臍上を触診した際に拍動を触知する所見）をともに認めれば，九分九厘奏効する，と書かれています。この2つの所見は胃腸虚弱や水の停滞を示唆していると言えます。専門的なことを知らなくても，患者さんを仰臥位にして，胃のあたりをはじくとチャポチャポしたり，臍の上を触るとドクドクしていれば所見が取れます。苓桂朮甘湯は口当たりがよく，桂枝（シナモン）が苦手でなければおいしく飲めるので，初めて飲んだ漢方薬が半夏白朮天麻湯ですっかり漢方嫌いになった，というようなことは起こりにくいです。

　筆者がこの処方をありがたく感じるのは，起立性調節障害の第一選択薬であるα_1受容体刺激薬の副作用で，頭痛や動悸が出て内服できない児に使用できること，そして，サブタイプが体位性頻脈型で，基本的に低血圧ではない児に昇圧薬を処方するのがためらわれるときに使用できることです（この場合は，抗不整脈薬のβ遮断薬も適応とされる）。また，一般に起立性調節障害では水分を多く摂るように指導されますが，胃腸虚弱で水の巡りが悪い病態がある場合，体内に水を取り込むことは必ずしも症状の改善につながらない可能性もあり，漢方薬の利水の作用は治療の一翼を担うと考えています。

真武湯
しんぶとう

　小児に対して附子剤は，禁忌あるいは，非常に注意して使用するとされています。たとえば，夜尿症には，八味地黄丸から附子剤の除かれた六味丸を使用するとしている教科書が多いです。ただ，これに対し，松田は『古訓医伝』から言葉を引かれて，小児にも八味地黄丸が必要な場合もある，と言っています[4]。

　ところで，この真武湯は，少陰の葛根湯とも呼ばれ，冷えて新陳代謝の低下している状態に使われます。90歳になる筆者の母は，冷えやふらつきに真武湯を好んで常用しております。

　さて，小児については，この附子剤の真武湯が適用される状況が外来で意外に多くあります。自身の子どもが5歳の頃，数日解熱がみられずぐったりした際，真武湯で劇的に回復したという医師の話も聞いたことがあります。また，石井は，感染性胃腸炎をはじめ，種々の感染症（特にウイルス性）が重症化，遷延化した際に真武湯が奏効した症例を，下は1歳児から数多く経験して報告しています[5]。尿の比重の薄さや，むくみっぽい顔つき，冷えなどが適応のポイントです。筆者自身は，1カ月以上下痢が続いた中学生が，真武湯の処方で，顔も別人と見紛うようにすっきりして溂溂と登校する姿を見て，西洋薬では代替しえないことを改めて実感したことがあります。ただそんな様子を見た元気な看護師が，なんて良い薬だと思い自分も飲んでみたら，のぼせて大変だったというのは笑い話ですが…（元気なのに附子剤である真武湯を内服して，温まりすぎでのぼせたのでしょう）。

参考文献

1) 益田総子：「こころ」に劇的、漢方薬. 同時代社, 1999.
2) 岡留美子：産婦治療. 2010；100(6)：1061-4.
3) 秋葉哲生：活用自在の処方解説─広い応用をめざした漢方製剤の活用法. ライフサイエンス, 2009, p90.
4) 松田邦夫：症例による漢方治療の実際. 創元社, 1992, p239.
5) 石井アケミ：小児疾患の身近な漢方治療14. 日本小児漢方交流会, 編. メジカルビュー社, 2016, p49.

第2部 ● 各疾患と漢方薬のエビデンス

11 応用編
災害時における漢方薬

高山　真

東日本大震災の経験〜漢方薬編〜[1]

　2011年3月11日に宮城県三陸沖を震源として発生した東北地方太平洋沖地震は，東日本沿岸部の広い範囲に甚大なる被害をもたらしました。当初，震災による死者・行方不明者は約26,000人，建築物の全壊・半壊は合わせて10万棟以上と報道され，避難先である学校や公民館の多くは道路の寸断や浸水などにより連絡が取れずに孤立する状況でした。

　東北大学病院では，東北地方の災害拠点病院と連絡をとり，医師や物資の派遣，重症患者の受け入れを行い，災害時医療のバックアップなどの医療活動を展開しました。地震から1週間経過した頃から，被害の大きかった沿岸部地域までの交通がなんとか確保されました。この時期から，東北大学病院漢方内科では避難所各所に漢方薬を持参し診療を行いました。医療活動記録から患者の症状をまとめると図1のような傾向を認めました。避難所における診療の様子を図2に示します。

　発災から2週間は雪が降り寒く，多くの避難所で電気・ガス・水道が利用できず，十分な布団や毛布も不足していたため，体が冷えて風邪を引く方や低体温に陥る患者さんが多いようでした（図1，3[1]）。感冒症状には葛根湯や麻黄湯，麻黄附子細辛湯などを，低体温症例では当帰四逆加呉茱萸生姜湯や人参湯などを使用しました。この頃は清潔な水の確保が難しく，飲み水の確保のために手洗いが行えない衛生環境であったため，小児の下痢や嘔吐もみられました。整腸剤や止痢剤でも改善しない患者さんには五苓散や六君子湯を処方しました。のどがイガイガ症状も多く，桔梗湯も使用しました。

　発災から4週間前後では，徐々に気温が上がり，津波で運ばれたヘドロや土砂などが乾燥して舞い上がり，頑固な咳や鼻汁，眼の瘙痒感などのアレルギー症状が増加していました（図1，3[1]）。既に抗ヒスタミン剤などの投与を受けていた患者さんがたくさんいましたが，副作用による眠気や注意力低下により瓦礫撤去の作業効率の低下を訴える方もいました。このような方には小青竜湯に代表される抗アレルギー作用の

142

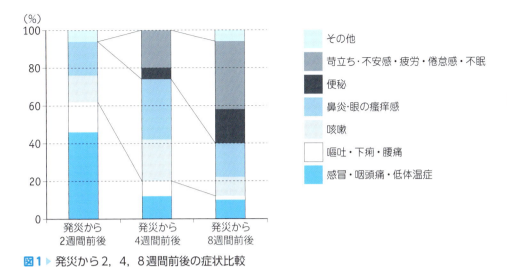

図1 ▶ 発災から2，4，8週間前後の症状比較

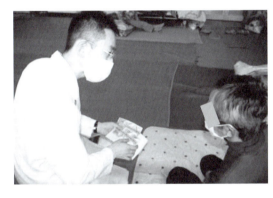

図2 ▶ 東日本大震災後，避難所での漢方診療の様子

ある漢方薬を処方しました。これらの漢方薬は，アレルギー症状が改善するのみならず，作業効率に影響を与えない点で喜ばれました。

発災から8週間前後では，長い避難所生活によるストレスや不眠，苛立ち，不安感，浮動感等の精神的症状，身体表現性障害が増加していました。このような患者さんには抑肝散，加味帰脾湯等精神安定作用のある漢方薬を処方しました。さらに，食事が炭水化物に偏りやすいため便秘の症状を訴える方が多く，瀉下作用のある漢方薬も適宜使用しました。

今回の災害時医療活動で私たちは，西洋医学治療と漢方治療を上手に使用していくことで，多くの患者さんの様々な症状を改善できることを経験しました。漢方診療特有の考え方である体を温める内服薬は低体温の症例に効果的でした。また，こじらせた感冒に対する治療や眠気を起こさない抗アレルギー作用，頑固な乾咳に対する鎮咳作用など漢方薬が西洋医学治療の範疇を補完する形でとても有用でした。さらに，慢性期の精神症状や便秘などの症状においても漢方薬が使用できる場面がありました。

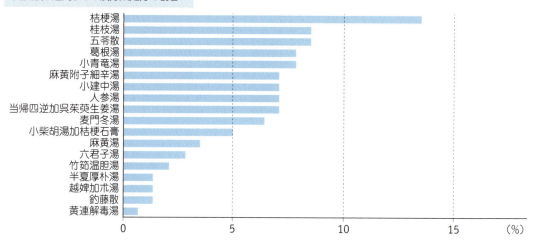

発災後2週間までの漢方薬処方の割合

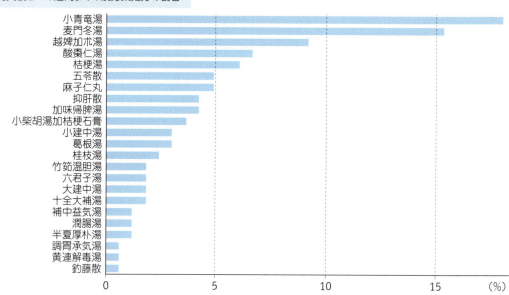

発災後2〜4週間までの漢方薬処方の割合

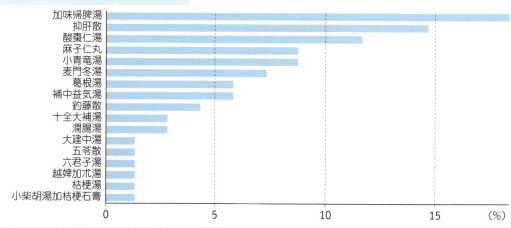

発災後4〜8週間までの漢方薬処方の割合

図3 ▶ 東日本大震災後の医療活動で使用した漢方薬　　　　　　（文献1より作成）

漢方の歴史をみると，戦乱や疫病などの時代があり，その中で人類が漢方薬の使用を工夫してきたことがうかがえます。これからも，社会的背景に合わせて，漢方薬の使用も変わっていくのではないでしょうか。

東日本大震災の経験〜鍼マッサージ編〜[2)]

　東北大学病院漢方内科は大学病院の災害時活動に参加する形で震災直後から宮城県女川町，石巻市で漢方診療を中心とした医療活動を行っていました。発災から1カ月が過ぎた頃から首・肩・腰の痛みや凝りを訴える方々が増えたことから，鍼マッサージ治療も漢方薬治療と併せて行うことにしました。7箇所の避難所で合計17回の鍼マッサージ治療を行いました。施術する様子を図4に示しています。そのうち石巻市内の避難所で行った5箇所の小中学校の活動内容をまとめました。延べ553名の方々を施術し，最も多い愁訴は凝りであり，部位は肩背部が多いということでした（図5，6）。施術による満足度は，92.3%が満足と答えていました。慢性疼痛は，肉体の器質的変

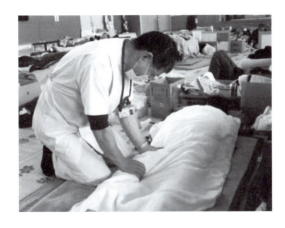

図4 ▶ 東日本大震災，避難所でのマッサージの様子

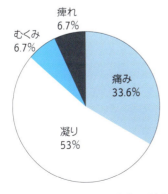

図5 ▶ 避難者の訴えた症状の割合

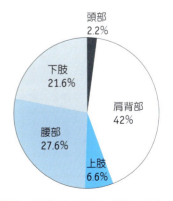

図6 ▶ 避難者の訴えた部位の割合

化のみならず精神的な背景をもとに発症することが多いと言われています。また，慣れない避難所生活に加えて寝返りもうてないような狭い場所で横になっていることや食事内容，環境の問題や精神的ショック，ストレスなどを誘因として体の各所に痛みを訴える方々が増えたものと考えています。鍼マッサージ治療は痛みや凝りを取り除く以外にも施術に長い時間をかけるので，ゆっくりと避難者の言葉に耳を傾けることができることや，たんに物理的治療のみならず，触れて治療するぬくもりや施術中の会話の中で生まれる信頼感，安心感からくるリラックス効果も含んでいるものと思われました。

熊本地震の経験〜鍼灸編〜

　2016年4月14日に起こった熊本地震も非常に大きな被害となり，多くの方々が長期の避難所生活を余儀なくされました。そのような中，東日本大震災の際の経験をふまえて医療支援ができないかと考え，The Association of Medical Doctors of Asia（AMDA）に連絡し，災害支援に協力させて頂くこととなりました。AMDAでは，主に被害の大きかった益城町で西洋医学と鍼灸のチームが連携し，医療支援を行っていました。鍼灸チームでは腰痛，肩こり，膝痛などの痛み，不眠や精神不安，頻尿，便秘などの症状を対象に，地元の鍼灸師の先生方と各地から集まった鍼灸師の方々が一体となって朝から夜まで鍼治療を行いました（図7，8[3]）。筆者も鍼を行う担当としてチームに参加しました。

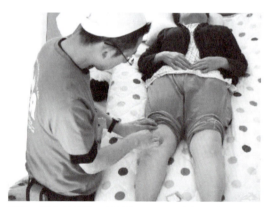

図7 ▶ 熊本地震後の益城町，テント村での鍼治療の様子

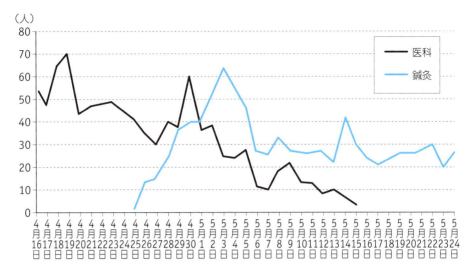

図8 ▶ 緊急医療支援活動における医科と鍼灸の推移　　　　　　　　（文献3より引用）

　実際に鍼治療を毎日多くの方々，特に高齢者の方々に行って感じたことは，1回20分程度で数本の鍼を使う施術でも，軽症の筋肉痛や関節痛などは比較的短期間で軽減するということでした。筆者も避難所での片付け作業を手伝い，ぎっくり腰になった経験を持ちますが，一度の鍼治療で痛みが6割程度まで改善し歩行が可能となり，翌日にもう一度鍼治療を受けると発症時の3割程度にまで症状が改善していました。避難所で長い間坐位になることが多い高齢者の方々は膝の調子が悪くなるとおっしゃっていましたが，膝の痛みがあると仮設トイレでしゃがんだ後で立てなくなることがあり，トイレに行きたくなくなり，このことが便秘や膀胱炎症状を悪化させることにつながっていきます。

　膝の痛みが鍼治療で緩和されると，排尿・排便も進むようになります。鍼治療は全体的に体と心の緊張を緩和する効果があります。実際に筆者が施術した腰痛，頻尿，便秘を主訴とした患者さんは，腰痛の治療方法で同じように頻尿も便秘も解消していました。

災害時医療支援における鍼・マッサージ治療の有用性

　2017年に災害鍼灸マッサージプロジェクト代表の三輪らが災害時医療支援における鍼・マッサージ治療の有用性を報告しています（図9）[4]。2011年の東日本大震災後1,042名の避難者・支援者を対象に，また2015年の常総水害（関東・東北豪雨）後110名の避難者・支援者を対象に鍼・マッサージ治療を取り入れた医療支援を行い，治療経過を後ろ向き観察研究として検討しています。訴えとしては肩・腰・膝の痛みが多く，

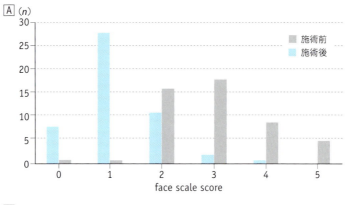
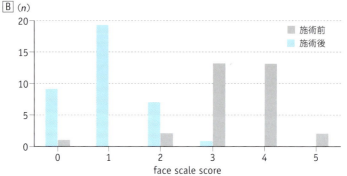

図9 ▶ 鍼・マッサージ治療によるface scale scoreの前後比較
A：常総水害後の避難者，B：常総水害後の支援者

（文献4より作成）

　施術を行うことにより症状に関するface scale scoreが避難者・支援者ともに中央値が3点から1点へと有意に低下（$P<0.01$）していました。災害時医療支援における鍼・マッサージ治療により症状変化の報告はこれまでになく，非常に貴重な報告と言えます。

災害時における漢方薬使用のレビュー

　世界的に大規模災害が繰り返し発生しており，その都度各々の状況に合わせて医療活動が行われています。東日本大震災後の医療支援でも紹介しましたが，歴史的に繰り返されてきた災害や戦争の中で生き残った漢方が，現代の災害時においても限定的ながらも使用できることを経験しました。そこで，過去の災害時における漢方のレビューとして，医中誌，PubMed，Cochraneのデータベースを使用し，「災害」「漢方」「伝統医学」などに関連するキーワード用い，災害，内科，漢方の各専門医が該当論文を確認し，言語，研究デザイン，漢方薬，有効性などに分類し比較しました[5]。結果として，伝統医学と災害に関する論文は12件（2件は四川省地震，10件は東日本大震災）でした。そのうち2件はRCTによりPTSDに対し漢方薬が有効とする報告で

あり，3件は外傷やプライマリケアに関する観察研究，7件はめまいや痛み，心身の不調に関するケースシリーズ，レポートでした。使用された漢方薬は，加味逍遙散，柴胡桂枝乾姜湯，半夏厚朴湯，五苓散など多様でした（**表1**）。災害時の状況にもよりますが，漢方薬も災害時医療支援やPTSD症状に対する治療の一選択肢となる可能性

表1 ▶ 大規模災害後に使用された漢方薬に関する報告のまとめ

疾患・症状		漢方薬
PTSD		加味逍遙散類似漢方薬
		柴胡桂枝乾姜湯
コモンディジーズなど	感冒	葛根湯
		麻黄附子細辛湯
	扁桃炎	桔梗湯
	低体温	当帰四逆加呉茱萸生姜湯
	胃腸炎	六君子湯
		五苓散
	鼻炎	小青竜湯
	眼の痒み	越婢加朮湯
	乾咳	麦門冬湯
	便秘	麻子仁丸
	不眠	酸棗仁湯
	苛立ち	抑肝散
	不安	加味帰脾湯
	倦怠感	補中益気湯
	下肢の浮腫や痺れ	牛車腎気丸
	足のつり	芍薬甘草湯
めまい		半夏厚朴湯
		半夏白朮天麻湯
		苓桂朮甘湯
		黄連解毒湯
痛み	胸痛	大柴胡湯
	舌痛	抑肝散
	腹痛	大建中湯
身体表現性障害，その他	不安感，微熱，冷え，発汗，口腔内乾燥，肩こり，めまいなどの多愁訴	柴胡加竜骨牡蛎湯

（文献5より改変）

第2部　各疾患と漢方薬のエビデンス　**11** 応用編 ● 災害時における漢方薬　**149**

があると思われます。参考文献[5]が公開されたすぐ後に台湾で地震があり，台湾の先生方からこの論文が参考になり，漢方薬，中薬で災害時の対応ができましたとメールを頂きました。情報をまとめ，公開する大切さを再確認するとともに，とても光栄に感じました。

参考文献

1）髙山　真, 他：日東洋医誌. 2011；62(5)：621-6.
2）神谷哲治, 他：中医臨. 2011；32(4)：646-9.
3）大政朋子, 他：日統合医療会誌. 2017；10(1)：108-12.
4）Miwa M, et al：J Gen Fam Med. 2018；19(1)：15-9.
5）Takayama S, et al：Literature Review：Am J Chin Med. 2017；45(7)：1345-64.

第3部 ● 漢方薬と生薬

生薬

有田龍太郎

　日常診療で「漢方薬」というと，エキス製剤を想像する方が大半だと思います。市場でもいわゆる「こなぐすり」である顆粒・細粒の剤形が医療用漢方製剤の大半を占めています。しかし，これは漢方本来の形ではありません。漢方の長い歴史から見ればごく最近できたものにすぎず，それまでは生薬を水から煮出した「煎じ薬」が主でした。では原材料の生薬とはどのようなものでしょうか？　この第3部では生薬と漢方薬について述べていきます。

生薬の定義

　自然界にある植物，動物，鉱物の一部分を，簡単な加工をして薬用としたものを生薬と言います。古来，ヒトは病気，怪我を負ったときに様々な手当てがなされました。伝承として生活に根づいた伝統医学が世界各地にあり，生薬を用いた治療ではその地域で採れるものを用いていたと思われます。日本は朝鮮・中国との交易の中で医学とともにその原料となる生薬が輸入されました。奈良の正倉院に当時輸入された生薬が保存されていることから，きわめて貴重なものだったことがうかがい知れます。また，ドクダミのように日本で古くから民間薬として用いられている生薬もあります。現行の『第十七改正日本薬局方』には225種類の生薬が収載されています[1]。その中にはショウガ，シソの葉，クコの実といった身近な食べ物も多く含まれています。これらも漢方薬の原料として使われています（図1）。

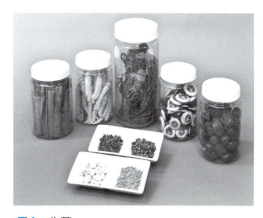

図1 ▶ 生薬

生薬の特徴

　天然物を基原とする生薬は，特定の純物質からなる西洋薬と異なり，1つの生薬の中に数多くの化合物を含んでいるのが大きな特徴です。薬効を示す成分が単離・発見され，西洋薬として用いられるものもあります。たとえば，1885年に長井長義氏により麻黄（まおう）から単離されたエフェドリンには交感神経興奮作用が認められ，その化合物を鎮咳薬，気管支拡張薬として用いています。また近年では，クソニンジン（青蒿：せいこう）から単離されたアーテミシニンによりマラリアによる死亡率が大幅に減少したとして，発見者の屠呦呦（とようよう）氏に2015年のノーベル医学・生理学賞が授与されました。ただ，こうした例は決して多いとは言えず，漢方薬に用いられる生薬の大半はその薬効成分がいまだ解明されていません。

　また，私たちが普段口にする野菜や魚と同じく，その産地や年ごとに品質にばらつきがあるほか，時には偽物・異物同名品（同じ生薬でも国・地域によって基原植物が異なるもの）が流通したりすることもあります。

輸入や生産の問題

　現在日本で使われている生薬の8割は中国からの輸入に頼っています。その中国でも，経済成長と保険制度改革で生薬の需要が高まり，中国産の原料生薬価格は2006〜2013年の8年間で2.4倍に上昇しています（図2）[2]。たとえば，投機目的で人参の価格が跳ね上がったり，阿膠（あきょう）（ロバ皮のにかわ）が美容・健康食品として中国で人気と

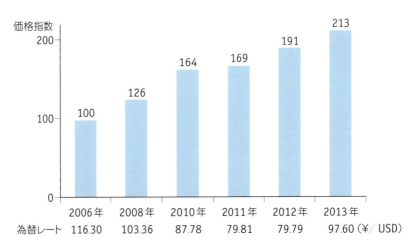

図2 ▶ 使用量上位30品目の中国産原料生薬の価格指数の推移

（文献2より引用）

なった結果，価格が急上昇し，さらに中国のロバは半減，アフリカから大量に密輸入されるといった異常事態がみられています[3]。一方で，国内の生薬の保険薬価は厚生労働省が市場価格を反映して2年ごとに改定しています。生薬の原価が上がっているのに生薬の薬価は低く抑えられているため，生薬を取り扱う企業の存亡に関わる大きな課題となっています。

日本国内に目を向けると，かつては国内でも人参，当帰，黄連などの薬用作物を生産し，生薬として輸出もしていました。しかしながら，国内で漢方薬の需要が高まった1980年代以降，当時は安価だった中国からの輸入生薬が多く使われるようになり，価格の高い国産生薬は使用量が激減してしまいました。現在では生産者の高齢化も進み，栽培技術の維持も課題となっています。

中国の価格高騰などの現状を受け，再び国内で薬用作物を生産しようという動きもみられます。農林水産省では「薬用作物産地支援体制整備事業」，日本医療研究開発機構（AMED）では「薬用植物の新たな育種，栽培及び生産技術等に関する研究」などのプロジェクトが立ち上がり，国として栽培の支援をはじめています。また奈良県では「漢方のメッカ推進プロジェクト」として，薬用作物の栽培，食品開発，普及事業などが実施されています[4]。

このように，生薬は貴重な天然資源で，工場で作られる西洋薬とは大きく異なります。漢方薬も無駄なく処方するように心がけたいですね。

参考文献

1) 厚生労働省：第十七改正日本薬局方. [http://www.mhlw.go.jp/file/06-Seisakujouhou-11120000-Iyakushokuhinkyoku/JP17.pdf]
2) 日本漢方生薬製剤協会：中国産原料生薬の価格調査. [http://www.nikkankyo.org/serv/serv2.htm]
3) ナショナルジオグラフィック：中国でロバ皮ブーム，アフリカで密輸が急増. 2017年10月2日. [http://natgeo.nikkeibp.co.jp/atcl/news/16/b/092900117/]
4) 山岡傳一郎, 他：生薬国内生産の現状と問題. 日東洋医誌. 2017；68(3)：270-80.

第**3**部 ● 漢方薬と生薬

漢方薬

3

有田龍太郎

漢方薬

漢方薬の定義

漢方薬は，漢方医学的な理論に基づいて，原則として複数の生薬を組み合わせた処方です。本来の剤形は，生薬を水から煮出し，カスをとったスープ（煎じ薬，湯液）が大半で，このほかに生薬を粉にした散剤，散剤を蜂蜜で固めた丸剤，基剤と合わせた膏剤（外用薬）といった剤形もあります。保険収載された漢方薬にもエキス製剤以外に丸剤，膏剤が含まれています。また，調剤薬局の協力が得られる環境ならば，煎じ薬も保険診療で処方することができます。

漢方の古典『傷寒論』を見ると，まるで料理のレシピのように細かく生薬の種類と量が記載されています（図**1**）。身の回りにある数多くの植物，動物，鉱物を，その分量を調整して調合し，無限にも等しい組み合わせから数千年をかけて選りすぐられたのが現在の漢方処方です。現代医学のエビデンスとは違った，長い歴史の中の創意工夫がひとつひとつの処方に込められています。

太陽病項背強几几、反汗出悪風者、桂枝加葛根湯主之、

葛根 四兩　芍薬 二兩　生薑 三兩　切　甘艸 二兩

大棗 十二枚　桂枝 二兩

右六味以水一斗、先煮葛根減二升、去白沫、内諸藥煮取三升、去滓温服

図1 ▶ 『傷寒論』に見る葛根湯のレシピ

漢方薬の特徴

前項（☞**151**頁）でも触れましたが，1つの生薬にも多くの成分が含有されていますので，それを組み合わせた漢方薬は超多成分系の薬と言えます。漢方薬が身体の中に入れば，超多成分が様々なシグナルを刺激するのは想像に難くないでしょう。このために，漢方薬は1つの処方でいくつもの症状に対応できると考えられています。たとえ

ば葛根湯は風邪の初期の薬でありながら，肩こりにも応用されます。実際に1種類の生薬でも様々な薬理活性が証明されていますし，最近では2つの生薬の組み合わせによって薬理活性が増強されるという報告もみられるようになってきました[1]。単一成分の西洋薬と異なる作用は，こうした組み合わせの妙から生まれていると考えられます。

医療用製剤と一般用製剤

　現在，医療用漢方製剤は148処方が保険収載されており，それ以外にも薬局でOTC（over the counter）で購入できる一般用漢方製剤は294処方あります。そのほとんどがエキス製剤です。エキス製剤は，煎じ薬から水分を飛ばす処理をして，乳糖やデンプンといった賦形剤を添加してつくられます。エキス製剤は厚生労働省のGMP（good manufacturing practice）という指針に則って製造され，主要な処方は日本薬局方でも成分含量の規定がされています。日本の漢方エキス製剤は，世界的にみても品質が安定しているとされています。

　OTCの漢方製剤は，以前は医療用よりも用量が少なく設定されているものが多かったのですが，最近では医療用と同量のもの（満量処方）もあります。使用法に合わせて，薬剤師と相談の上購入して頂くのがよいでしょう。また，一般の方にはなじみの薄い漢方薬の漢字を廃して，カタカナの名前に変更しているもの，西洋薬と生薬エキスを組み合わせたものなどもあります。患者さんが何気なく飲んでいる市販薬も漢方製剤，生薬製剤が含まれていることがあります。漢方薬を処方する前に常用薬を確認して頂くと重複が避けられ，副作用のリスク軽減につながります。

医療経済的側面から

　天然の生薬から厳しい基準をクリアして作られる漢方薬ですが，その薬価は比較的安価であり，年々増え続ける医療費を削減する意味でも漢方薬は注目されています。我々は，インフルエンザに用いられる麻黄湯を例に試算を行いました。メーカーにより違いはありますが，麻黄湯は1日量で42〜59円程度，通常3日分処方するので計125〜177円です。オセルタミビルは1日566円で5日分処方しますから，計2,830円，この薬価差だけでも1人当たり2,500円以上の薬価差となります（2017年10月現在，文献2より薬価修正）。

　また，YasunagaらはDPCデータを用いた傾向スコアマッチングという手法を用いて，大腸癌術後早期の腸閉塞に対する大建中湯の効果と費用を分析しています。イレウス管挿入時間の中央値が，大建中湯非投与群（10日）よりも，投与群（8日）のほうが有意に短く，また入院医療費の平均値は非投与群（269万円）よりも投与群（231

万円）のほうが有意に低かったと報告しています[3]。

漢方薬を使うことで，患者さんの症状軽減と医療費の削減が両立できる，この点も漢方薬のメリットのひとつになると考えられます。

参考文献

1) Makino T, et al:J Nat Med. 2014;68(3):505-12.
2) Arita R, et al:Trad Kampo Med. 2016;3(1):59-62.
3) Yasunaga H, et al:Evid Based Complement Alternat Med. 2011;2011:Article ID264289.

コラム　統合医療（integrative medicine）

有田龍太郎

▶ ほとんどの国では西洋医学と伝統医学の医師免許は分かれており，それぞれ別の医師（あるいはpractitioner）が診療しています。一方，日本では，1つの医師免許で西洋医学，漢方医学の両方で診療することが可能です。その良い例が上記の大建中湯です。漢方の専門家に限らず，癌の手術治療に合わせて広く使われるようになったほか，慢性便秘症診療ガイドライン，小児慢性機能性便秘症診療ガイドラインにも掲載されています（☞8〜11頁）。

▶ このように，西洋医学と前提として他の代替補完医療・伝統医学を融合した患者中心の集学的治療は「統合医療」と呼ばれ，世界でも広がりを見せています。海外では，鍼灸，運動療法，瞑想などで質の高い臨床研究が行われています。日本では上記のように西洋薬と漢方薬の統合医療を1つの医療制度の中で実践してきており，統合医療先進国とも言えます。

▶ 統合医療はあくまでも西洋医学を前提として，エビデンスに基づいて実施すべきです。出所不明のメディア情報を鵜呑みにせず，また怪しいと一方的に否定もせず，厚生労働省[1]，NCCIH[2]などの公的な情報を確かめて用いるようにしましょう。

参考文献

1) 厚生労働省『「統合医療」に係る情報発信等推進事業』：「統合医療」情報発信サイト［http://www.ejim.ncgg.go.jp/public/index.html］
2) National Center for Complementary and Integrative Health［https://nccih.nih.gov/］

第3部 ● 漢方薬と生薬

注意点

有田龍太郎

　「漢方薬は安全なんですよね？」という質問を患者さんから頂くことがあります。漢方薬も西洋薬と同じ「薬」ですので，残念ながら絶対に安全と言えず，副作用が出現することがあります。

　薬物の副作用は一般的に，

　①過敏症による機序

　②薬理作用による機序

　③薬物毒性による機序

に分類されます。漢方薬の副作用もこれに準じて説明していきます。

　なお，漢方薬の副作用は特定の生薬によって引き起こされるものが多いため，漢方薬名で考えるより，漢方薬を構成している生薬単位で考えると，よりシンプルに副作用を理解することができます。多少手間ではありますが，処方する際に構成生薬を確認することをお勧めします［「漢方薬・構成生薬一覧表」（164頁)］。

過敏症による機序

胃腸障害

　比較的多くみられるものとして，上腹部不快感，食欲不振，下痢といった胃腸障害があります。特に地黄，当帰，川芎，麻黄を含む処方を，もともと胃腸の症状が出やすい方に使ったときに起こりえます。投与量を減らしたり，食後内服に変更すると症状が軽減することもしばしば経験します。

皮膚症状

　発疹，瘙痒感，蕁麻疹などが出現する場合があります。特に桂皮，人参，蘇葉などを含む処方で出現しやすいとされますが，西洋薬と同様，どの薬でも起こりうると考えて，疑わしいものは中止して経過観察する必要があります。

第3部　漢方薬と生薬 ● 注意点　**157**

肝機能障害

　黄芩を含む漢方薬で頻度が比較的高く，黄芩を含む医療用漢方製剤を使用した症例の1％に発生したという報告があります[1]。また一般用漢方製剤の副作用調査[2]では，肝機能異常が件数としては最も多く，全副作用報告の41.1％だったとしています。報告の最も多かった処方は防風通聖散で，これはメタボリックシンドロームに対して一般用漢方製剤として販売量が増えていることに起因すると考えられます。血液検査で肝機能を確認することを忘れず行うようにしましょう。

間質性肺炎

　1996年に小柴胡湯による間質性肺炎での死亡例が公表され，広く知られるようになりました。当時，医療者側にも漢方薬は安全であるという思い込みがあって発見・内服中止が遅れたこと，基礎疾患として肺疾患があったことなどが不幸な結果を招いたようです。発見が遅れれば命に関わる副作用ですが，その後の調査では小柴胡湯による間質性肺炎の発症頻度は約2.5万人に1人で，決して高頻度でみられるものではないことが明らかになりました[3]。

　それ以降，他の漢方薬でも間質性肺炎が報告され，約30処方の添付文書に副作用の記載があります。呼吸器系の症状が出現した場合は胸部聴診，胸部X線などで確認をするよう注意しましょう。

　過敏症による副作用では，原因物質の特定のため薬剤リンパ球刺激試験（drug-induced lymphocyte stimulation test：DLST）が行われます。しかしながら，漢方薬に対してはDLSTが偽陽性になりやすいことが知られており，結果の判定には注意が必要です。

薬理作用による機序

麻黄：交感神経興奮作用

　麻黄は葛根湯や小青竜湯といった風邪の漢方薬に含まれ，体温上昇，気管支拡張，鎮咳作用を期待して使用されます。これは主要成分であるエフェドリンの交感神経の興奮作用（$\alpha\beta$受容体刺激作用）によるものです。その裏返しとして，血圧上昇，不眠，尿閉，食欲不振といった副作用が出現することがあります。機序から考えても，コントロール不良の心疾患，緑内障，前立腺肥大，甲状腺機能亢進症が基礎疾患にある患者さん，特に高齢者には慎重に投与するように心がけましょう。

なお，米国ではかつて麻黄が「やせ薬」として広く使用され，死亡例が出たこともあり，現在は原則として使用禁止となっています。日本の医療用エキス製剤と比べ使用量が多く，使用期間も長かったために起きた不幸な事故だと思われます。ちなみに，スポーツ業界でも麻黄はドーピングの検査対象となっています。スポーツ選手の風邪に麻黄含有の漢方薬は使用しにくいのが現状です。

大黄：瀉下作用

大黄にはセンノシドAを主とするセンノシド類が含まれています。センノシドは大腸の腸内細菌によってレインアンスロンに分解されて瀉下作用を発揮します。大量に使用したり，他の下剤，大黄を含有する他の漢方薬と併用したりすると，腹痛，下痢を起こすことがあります。用量依存性がありますので，少量から開始して便通に合わせて加減するとよいでしょう。また，代謝に腸内細菌が必要ですので，抗菌薬使用時には効果が変動することもあります。

薬物毒性による機序

甘草：偽アルドステロン症[4]

甘草による偽アルドステロン症も比較的頻度が高い副作用です。症状としては血圧上昇，浮腫，低カリウム血症，また重篤な場合は低カリウム血症によるミオパチー，横紋筋融解（脱力）も起こりえます。医療用漢方製剤を処方された患者の約3％で副作用がみられ，甘草の1日当たりの平均使用量は2gと決して量が多くなくても副作用が報告されています[1]。特に日本では，本態性高血圧症を伴う高齢者，女性での報告が多いようです[5]。

医療用エキス製剤の7割以上に甘草が含まれています。特に，足つりなどに使用される芍薬甘草湯には1日量で5g以上含有されています。基本的に症状があるときだけ，頓用で処方するようにしましょう。このほか，甘草含有漢方薬を複数併用している例，カリウム排泄性利尿薬，グリチルリチン製剤を使用している例で注意が必要です。上記の症状がある場合には，血清K値の低下，重症ならばレニン〔血漿レニン活性（plasma renin activity：PRA）または血漿活性型レニン濃度（active renin concentration：ARC）〕，アルドステロン〔血漿アルドステロン濃度（plasma aldosterone concentration：PAC）〕の低下，CK上昇の有無も確認すると診断がつけられます。治療は甘草含有漢方薬の中止，抗アルドステロン薬（スピロノラクトン）投与となります[6]。

偽アルドステロン症は，尿細管上皮細胞でコルチゾールをコルチゾンに分解する

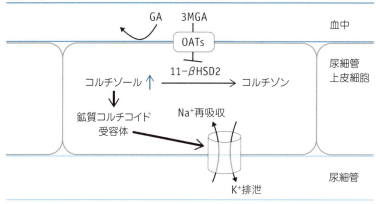

図1 ▶ 偽アルドステロン症の機序

　11β-HSD2という酵素が阻害され，コルチゾールが蓄積，鉱質コルチコイド受容体に結合してNa⁺再吸収，K⁺排泄が促進されるために起こります（図1）。

　これまで，11β-HSD2を阻害する原因物質は，甘草に含まれるグリチルリチンの代謝産物であるグリチルレチン酸と考えられてきました。しかし，牧野らは，その直接原因は肝臓でグルクロン酸抱合を受けた3-モノグルクロニル酸（3-monoglucronyl glycyrrhetinic acid：3MGA）であると報告しています。さらに肝臓における3MGAのトランスポーターMrp2の機能低下によって，3MGAが血中・尿中に排泄される機序を解明しました[7)8)]。すなわち，甘草の過量投与だけでなく，ある種の肝機能低下など患者側の体質によっても症状が出る可能性があるということです（図2）。臨床でも，少量の甘草内服で偽アルドステロン症を起こす例も経験しますので注意が必要です。

附子：動悸，のぼせ，口腔内のしびれ，食欲不振

　附子の基原植物は，有毒植物であるトリカブトです。ニリンソウの若葉と誤って摂取したことによる死亡事故，トリカブトを用いた保険金殺人事件，といったニュースをご存知で悪い印象をお持ちの方もいるかと思います。トリカブトの急性中毒では不整脈，悪心嘔吐，痺れ，呼吸抑制が出て，死亡例もみられます[9)]。ただし，重症例の報告は生のトリカブトを摂取した場合のみであり，医療用エキス製剤では重篤になることはまずありません。

　トリカブトと生薬としての附子はどこが違うのでしょうか？　生薬の附子は，トリカブトの塊根を加熱・化学処理して減毒化して薬にしたもので，温補，鎮痛，鎮痙，解毒といった目的で古くから使われてきました。2千年前の中国やローマで附子をサソリ毒の中和薬として用いており，毒をもって毒を制す薬だったようです[10)]。温めて痛みを取る，という治療法は西洋医学の薬にはない発想で，冷え症や，冷えが増悪因

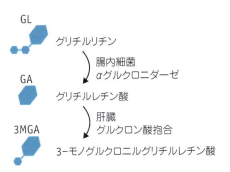
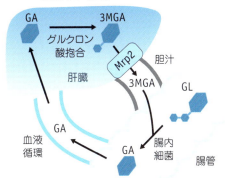
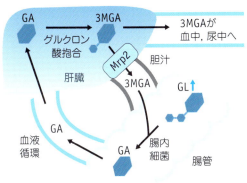
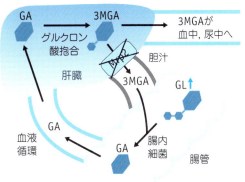

図2 ▶ 偽アルドステロン症の機序

子となる諸症状の治療にしばしば用い効果を発揮します。逆に，暑がりの方，小児〜若年者に用いると，動悸，のぼせ，口腔内のしびれ，食欲不振といった軽微な副作用が出現することはありますが，減量，中止で症状は軽減します。

山梔子：腸間膜静脈硬化症（？）

近年注目を集めている副作用で，山梔子が関与しているのではないかと考えられています。腸間膜静脈硬化症は，腸間膜静脈の線維性肥厚・石灰化によって起こる虚血性腸病変で，腹痛，下痢，嘔吐，腹部膨満感，といった自覚症状が出現しますが，無症状の場合もあり注意が必要です。罹患部位は右側結腸が中心で，結腸造影では壁の伸展性低下，腹部CTでは静脈の石灰化，結腸壁肥厚がみられます。特徴的なのは，大腸内視鏡検査による大腸粘膜の暗紫色・青銅色への色調変化で，そのほか腸管伸展性低下，壁肥厚，管腔狭小化，進行例ではびらん，潰瘍も認め，腸管虚血のため手術に至る例もあります。病理所見では炎症所見を伴わない基底膜への膠原線維沈着が特

徴とされます[11]~[14]。

　報告は山梔子含有漢方薬（加味逍遥散，黄連解毒湯，辛夷清肺湯，茵蔯蒿湯）の長期内服例が多く，診断例では漢方薬に含まれる山梔子を累計5,000g以上内服していた[15]という報告もあります。1種類の漢方薬に含まれる山梔子の量は最大3g/日ですので，4～5年以上飲み続ける計算です。発症しても漢方薬を中止すると症状，内視鏡所見，病理像は改善します[11][16]。長期投与を避ける，定期的に腹部症状を確認する，症状変化時には漢方薬を中止しCT，大腸内視鏡検査を実施する，といった対策を取ることはできますが，無症状例のスクリーニングには課題が残っており，さらなる研究が待たれます。

漢方薬の「引き際」

　このように，漢方薬にも一般の西洋薬と同様，副作用があります。なんとなく安全と思って健康食品のように飲んでいる患者さんもいますので，必ず確認をするようにしましょう。最近では，複数の診療科からそれぞれ漢方薬が処方されていて，甘草や麻黄の量が多くなっている例も散見されます。必要のない漢方薬は中止・整理していくようにしましょう。

　また，効果の判定は処方開始から1，2カ月で行い，症状に変わりがない場合は薬を切り替えるか，中止することも重要です。逆にしっかり効果が出た場合にも，減量・中止していくとよいでしょう。漢方薬を中止した後も効果が続き，薬が不要になるケースもみられます。

参考文献

1）伊藤　隆, 他：日東洋医誌. 2010；61(3)：299-307.
2）伊藤　隆：日東洋医誌. 2016；67(2)：184-90.
3）佐藤篤彦：Prog Med. 1998；18(9)：2323-6.
4）牧野利明：いまさら聞けない生薬・漢方薬. 医薬経済社, 2015.
5）Yoshino T, et al：J Altern Complement Med. 2014；20(6)：516-20.
6）厚生労働省：重篤副作用疾患別対応マニュアル　偽アルドステロン症 [http://www.mhlw.go.jp/shingi/2006/10/dl/s1019-4d9.pdf]
7）Makino T, et al：J Pharmacol Exp Ther. 2012；342(2)：297-304.
8）Makino T, et al：Drug Metab Dispos. 2008；36(7)：1438-43.
9）照井克俊, 他：日救急医会誌. 2013；24(10)：857-63.
10）大塚恭男：東西生薬考. 創元社, 1993, p17-8.
11）Shimizu S, et al：J Gastroenterol. 2017；52(3)：308-14.
12）大津健聖, 他：日消誌. 2014；111(1)：61-8.
13）Nagata Y, et al：Intern Med. 2016；55(6)：573-81.
14）渡辺哲郎, 他：日東洋医誌. 2016；67(3)：230-43.

15) Nagata Y, et al：BMC Complement Altern Med. 2016；16：207.
16) 清水 誠治, 他：胃と腸. 2016；51(4)：483-90.

コラム　海外製の「漢方薬」?

有田龍太郎

▶ 東アジア圏への旅行は時差も少なく気軽に楽しめるとあって, 人気ですよね。美容や食事を楽しむように, 健康食品として生薬製剤を購入したことがある方もいるのではないでしょうか。一般の方はこうしたものも「漢方薬」と呼んでいますが, これは誤りです。

▶「漢方」「漢方薬」は日本の漢方医学に基づいた, という意味になりますので, 海外製のものはこれに当てはまりません。また, 同じ漢字で書いてある生薬でも異なる基原植物を用いている場合があり, 内容にも違いがありますし, 希少な生薬については偽物が出回っていることもあります。できあがった製剤だけを見ても内容がわからない場合が多く, 注意しようがないこともあります。「効きそう」というイメージだけで購入するのはお勧めできません。

漢方薬・構成生薬一覧表

	漢方薬	構成生薬	掲載ページ
あ	安中散 （あんちゅうさん）	桂皮(3～5)，延胡索(3～4)，牡蛎(3～4)，茴香(1.5～2)，縮砂(1～2)，甘草(1～2)，良姜(0.5～1)	35
い	茵蔯蒿湯 （いんちんこうとう）	茵陳蒿(4～6)，山梔子(2～3)，大黄(1～2)	8, 162
う	温経湯 （うんけいとう）	半夏(4)，麦門冬(4)，当帰(3)，桂皮(2)，牡丹皮(2)，川芎(2)，芍薬(2)，阿膠〈ゼラチン〉(2)，人参(2)，甘草(2)，呉茱萸(1)，生姜(0.5～1)	6, 77
	温清飲 （うんせいいん）	地黄(3～4)，芍薬(3～4)，当帰(3～4)，川芎(3～4)，黄芩(1.5～3)，山梔子(1.5～2)，黄連(1.5)，黄柏(1.5)	6, 52
	温脾湯（煎剤） （うんぴとう）	厚朴，桂皮，甘草，乾姜，大黄，附子	51
え	越婢加朮湯 （えっぴかじゅつとう）	石膏(8)，麻黄(6)，蒼朮(4)，大棗(3)，甘草(2)，生姜(0.8～1)	6, 19, 110, 111, 130, 134, 149
お	黄耆建中湯 （おうぎけんちゅうとう）	芍薬(6)，黄耆(4)，桂皮(4)，大棗(4)，甘草(2)，生姜(1)〈生ショウキョウ(4)〉，［膠飴(10)］	127, 128
	黄連解毒湯 （おうれんげどくとう）	黄芩(3)，山梔子(2～3)，黄柏(1.5～3)，黄連(1.5～2)	6, 48, 49, 50, 52, 75, 98, 100, 112, 114, 149, 162
か	葛根加朮附湯 （かっこんかじゅつぶとう）	葛根(4)，麻黄(3)，大棗(3)，蒼朮(3)，桂皮(2)，芍薬(2)，甘草(2)，生姜(1)，附子(0.5)	70
	葛根湯 （かっこんとう）	葛根(4～8)，麻黄(3～4)，大棗(3～4)，桂皮(2～3)，芍薬(2～3)，甘草(2)，生姜(1～2)〈生ショウキョウ(3)〉	12, 15, 18, 19, 61, 64, 65, 68, 69, 142, 144, 149, 155, 158
	加味温胆湯 （一般用医薬品） （かみうんたんとう）	半夏(2.5)，茯苓(2)，陳皮(1.5)，竹筎(1.5)，生姜(1)，枳実(1)，甘草(1)，遠志(1)，玄参(1)，人参(1)，地黄(1)，酸棗仁(1)，大棗(1)	88, 89
	加味帰脾湯 （かみきひとう）	人参(3)，白朮〈蒼朮〉(3)，茯苓(3)，竜眼肉(3)，酸棗仁(3)，柴胡(3)，黄耆(2～3)，当帰(2)，山梔子(2)，遠志(1～2)，大棗(1～2)，木香(1)，甘草(1)，生姜(0.5～1)〈生ショウキョウ(1.5)〉，［牡丹皮(2)］	52, 88, 97, 98, 100, 101, 144, 149
	加味逍遙散 （かみしょうようさん）	柴胡(3)，白朮〈蒼朮〉(3)，茯苓(3)，当帰(3)，芍薬(3)，山梔子(2)，牡丹皮(2)，甘草(1.5～2)，薄荷(1)，生姜(0.5～1)〈生ショウキョウ(2)〉	8, 52, 68, 72, 74, 98, 101, 114, 138, 140, 149, 162

164

	漢方薬	構成生薬	掲載ページ
き	帰耆建中湯加附子（煎剤）	芍薬，桂枝，大棗，生姜，当帰，甘草，黄耆，膠飴，附子	127
	桔梗石膏	石膏(10)，桔梗(3)	19
	桔梗湯	甘草(3)，桔梗(2)	19, 149
	帰脾湯	人参(3)，白朮(3)，茯苓(3)，竜眼肉(3)，酸棗仁(3)，黄耆(2〜3)，当帰(2)，遠志(1〜2)，大棗(1〜2)，木香(1)，生姜(1)，甘草(1)	88, 97, 100
	銀翹散（一般用医薬品）	金銀花(4.26)，連翹(4.26)，薄荷(2.556)，桔梗(2.556)，甘草(2.556)，牛蒡子(2.136)，淡豆豉(2.136)，荊芥(1.704)，淡竹葉(1.704)，羚羊角(0.132)	19
く	九味檳榔湯	檳榔子(4)，厚朴(3)，桂皮(3)，橘皮(3)，茯苓(3)，蘇葉(1.5)，甘草(1)，大黄(1)，木香(1)，生姜(1)，呉茱萸(1)	44, 47
け	荊芥連翹湯	荊芥(1.5)，黄連(1.5)，黄柏(1.5)，黄芩(1.5)，山梔子(1.5)，地黄(1.5)，当帰(1.5)，川芎(1.5)，芍薬(1.5)，連翹(1.5)，柴胡(1.5)，桔梗(1.5)，白芷(1.5)，防風〈浜防風〉(1.5)，薄荷(1.5)，枳実(1.5)，甘草(1)	6
	桂枝加芍薬大黄湯	芍薬(6)，桂皮(4)，大棗(4)，大黄(2)，甘草(2)，生姜(1)	8, 10, 41
	桂枝加芍薬湯	芍薬(6)，桂皮(4)，大棗(4)，甘草(2)，生姜(1)〈生ショウキョウ(4)〉	8, 10, 39, 40, 41, 105, 107
	桂枝加朮附湯	桂皮(4)，芍薬(4)，蒼朮(4)，大棗(4)，甘草(2)，生姜(1)，附子(0.5〜1)	55
	桂枝加竜骨牡蛎湯	桂皮(4)，芍薬(4)，大棗(4)，竜骨(3)，牡蛎(3)，甘草(2)，生姜(1〜1.5)	58, 59, 60
	桂枝湯	桂皮(4)，芍薬(4)，大棗(4)，甘草(2)，生姜(1〜1.5)	19, 60
	桂枝人参湯	桂皮(4)，人参(3)，白朮〈蒼朮〉(3)，甘草(3)，乾姜(2)	12, 61, 63
	桂枝茯苓丸	桂皮(3〜4)，茯苓(3〜4)，芍薬(3〜4)，牡丹皮(3〜4)，桃仁(3〜4)	6, 8, 57, 67, 68, 70, 71, 72, 73, 74, 79, 123
	桂枝茯苓丸加薏苡仁	薏苡仁(10)，桂皮(4)，茯苓(4)，芍薬(4)，牡丹皮(4)，桃仁(4)	123
	桂麻各半湯	桂枝(3.5)，杏仁(2.5)，芍薬(2)，生ショウキョウ(2)，甘草(2)，大棗(2)，麻黄(2)	111
こ	香蘇散	香附子(4)，陳皮(2〜2.5)，蘇葉(1〜2)，甘草(1〜1.5)，生姜(0.8〜1)	19, 34, 35, 68
	五虎湯	石膏(10)，麻黄(4)，杏仁(4)，桑白皮(3)，甘草(2)	6, 28, 110, 111
	五積散	白朮(なし，2〜3)，蒼朮(なし，2〜3)，陳皮(2)，半夏(2)，茯苓(2)，当帰(2)，厚朴(1)，芍薬(1)，川芎(1)，白芷(1)，肉桂(1)，麻黄(1)，桔梗(1)，枳殻〈枳実〉(1)，甘草(1)，生姜(0.3〜1)，[乾姜(1)]	79
	牛車腎気丸	地黄(5)，山薬(3)，山茱萸(3)，沢瀉(3)，茯苓(3)，牡丹皮(3)，牛膝(3)，車前子(3)，桂皮(1)，附子(1)	4, 6, 8, 10, 12, 50, 55, 87, 149

● 漢方薬・構成生薬一覧表 ● **165**

	漢方薬	構成生薬	掲載ページ
こ	呉茱萸湯 ごしゅゆとう	呉茱萸(3〜4)，大棗(3〜4)，人参(2〜3)，生姜(1〜1.5)	12, 55, 61, 62, 63, 64
	五苓散 ごれいさん	沢瀉(5〜6)，茯苓(3〜4.5)，猪苓(3〜4.5)，白朮〈蒼朮〉(3〜4.5)，桂皮(1.5〜3)	10, 12, 30, 31, 32, 51, 52, 54, 61, 62, 64, 65, 144, 149
さ	柴陥湯 さいかんとう	柴胡(5〜7)，半夏(5)，黄芩(3)，栝楼仁(3)，大棗(3)，人参(2〜3)，甘草(1.5〜2)，黄連(1.5)，生姜(0.8〜1)	28
	柴胡加竜骨牡蛎湯 さいこかりゅうこつぼれいとう	柴胡(5)，半夏(4)，茯苓(3)，桂皮(3)，黄芩(2.5)，大棗(2.5)，人参(2.5)，竜骨(2.5)，牡蛎(2.5)，生姜(0.7〜1)，[大黄(1)]	8, 52, 59, 96, 98, 99, 100, 101, 138, 149
	柴胡桂枝乾姜湯 さいこけいしかんきょうとう	柴胡(6)，栝楼根(3〜4)，黄芩(3)，桂皮(3)，牡蛎(3)，乾姜(2〜3)，甘草(2)	10, 98, 101, 103, 104, 105, 106, 149
	柴胡桂枝湯 さいこけいしとう	柴胡(5)，半夏(4)，桂皮(2〜2.5)，芍薬(2〜2.5)，人参(2)，黄芩(2)，大棗(2)，甘草(1.5〜2)，生姜(1.5〜1)	19, 35, 41
	柴朴湯 さいぼくとう	柴胡(7)，半夏(5〜6)，茯苓(5)，黄芩(3)，人参(3)，大棗(3)，厚朴(3)，甘草(2)，蘇葉(2)，生姜(1)	10
	柴苓湯 さいれいとう	柴胡(7)，沢瀉(5〜6)，半夏(5)，猪苓(3〜4.5)，白朮〈蒼朮〉(3〜4.5)，茯苓(3〜4.5)，黄芩(3)，大棗(3)，人参(3)，桂皮(2〜3)，甘草(2)，生姜(1)	6, 10, 12, 32, 51, 52
	三黄瀉心湯 さんおうしゃしんとう	大黄(1〜3)，黄連(1〜3)，黄芩(1〜3)	50
	酸棗仁湯 さんそうにんとう	酸棗仁(10〜15)，茯苓(5)，知母(3)，川芎(3)，甘草(1)	96, 97, 100, 149
し	滋陰降火湯 じいんこうかとう	蒼朮(3)，地黄(2.5)，天門冬(2.5)，麦門冬(2.5)，芍薬(2.5)，当帰(2.5)，陳皮(2.5)，黄柏(1.5)，知母(1.5)，甘草(1.5)	10, 27, 28
	滋陰至宝湯 じいんしほうとう	当帰(3)，芍薬(3)，麦門冬(3)，知母(3)，地骨皮(3)，柴胡(3)，香附子(3)，白朮(3)，茯苓(3)，陳皮(3)，貝母(2)，薄荷(1)，甘草(1)	27, 28
	紫雲膏(外用) しうんこう	本品100g中に，ゴマ油100g，紫根10g，当帰10gの割合で得た油製エキス71.2gと，サラシミツロウ27gと豚脂1.8gを含有する	128
	四逆散 しぎゃくさん	柴胡(5)，芍薬(4)，枳実(2)，甘草(1.5)	35, 70, 98, 101
	四物湯 しもつとう	当帰(3〜4)，地黄(3〜4)，芍薬(3〜4)，川芎(3〜4)	6, 105, 107
	芍薬甘草湯 しゃくやくかんぞうとう	芍薬(5〜6)，甘草(5〜6)	8, 12, 31, 52, 101, 136, 137, 138, 149, 159
	芍薬甘草附子湯 しゃくやくかんぞうぶしとう	芍薬(5)，甘草(5)，附子(1)	138
	十全大補湯 じゅうぜんたいほとう	白朮〈蒼朮〉(3〜3.5)，茯苓(3〜3.5)，地黄(3〜3.5)，当帰(3〜3.5)，芍薬(3)，川芎(3)，桂皮(3)，人参(2.5〜3)，黄耆(2.5〜3)，甘草(1〜1.5)	10, 12, 20, 52, 125, 126, 127

	漢方薬	構成生薬	掲載ページ
し	十味敗毒湯 じゅうみはいどくとう	茯苓(2.5〜4)，柴胡(2.5〜3)，桜皮〈樸樕〉(2.5〜3)，桔梗(2.5〜3)，川芎(2.5〜3)，防風〈浜防風〉(1.5〜3)，独活(1.5〜3)，甘草(1〜1.5)，荊芥(1〜1.5)，生姜(0.25〜1)〈生ショウキョウ(3)〉	6
	潤腸湯 じゅんちょうとう	地黄(6)，当帰(3)，大黄(2〜3)，黄芩(2)，杏仁(2)，厚朴(2)，桃仁(2)，麻子仁(2)，枳実(1〜2)，甘草(1.5)	8, 10, 42, 44, 46, 47
	小建中湯 しょうけんちゅうとう	膠飴(10〜20)，芍薬(6)，桂皮(4)，大棗(4)，甘草(2)，生姜(1)	10, 32, 59, 139
	小柴胡湯 しょうさいことう	柴胡(6〜7)，半夏(5)，黄芩(3)，人参(3)，大棗(3)，甘草(2)，生姜(1)〈生ショウキョウ(4)〉	10, 19, 20, 28, 32, 51, 60, 118, 158
	小青竜湯 しょうせいりゅうとう	半夏(6)，麻黄(3)，桂皮(3)，細辛(3)，五味子(3)，乾姜〈生姜〉(3)，芍薬(3)，甘草(3)	6, 19, 22, 25, 26, 27, 28, 108, 109, 110, 111, 144, 149, 158
	消風散 しょうふうさん	石膏(3)，当帰(3)，地黄(3)，蒼朮(2)，木通(2)，防風〈浜防風〉(2)，牛蒡子(2)，知母(1.5)，胡麻(1.5)，甘草(1)，蝉退(1)，苦参(1)，荊芥(1)	6
	辛夷清肺湯 しんいせいはいとう	石膏(5〜6)，麦門冬(5〜6)，黄芩(3)，知母(3)，百合(3)，辛夷(2〜3)，山梔子(1.5〜3)，枇杷葉(1〜2)，升麻(1〜1.5)	162
	参蘇飲 じんそいん	半夏(3)，茯苓(3)，葛根(2)，前胡(2)，陳皮(2)，桔梗(2)，人参(1.5)，大棗(1.5)，蘇葉(1)，枳実(1)，甘草(1)，生姜(0.5)，[木香(1)]	19
	神秘湯 しんぴとう	杏仁(4)，麻黄(3〜5)，厚朴(3)，陳皮(2.5〜3)，柴胡(2〜4)，蘇葉(1.5〜3)，甘草(2)	27, 28
	真武湯 しんぶとう	茯苓(4〜5)，白朮〈蒼朮〉(3)，芍薬(3)，生姜(0.8〜1.5)，附子(0.5〜1)	19, 41, 54, 55, 79, 141
せ	清上防風湯 せいじょうぼうふうとう	防風〈浜防風〉(2.5)，連翹(2.5)，桔梗(2.5)，白芷(2.5)，黄芩(2.5)，川芎(2.5)，山梔子(2.5)，荊芥(1)，黄連(1)，薄荷(1)，枳実(1)，甘草(1)	6, 19
	清肺湯 せいはいとう	茯苓(3)，当帰(3)，麦門冬(3)，天門冬(2)，黄芩(2)，山梔子(2)，桑白皮(2)，貝母(2)，桔梗(2)，杏仁(2)，大棗(2)，竹筎(2)，陳皮(2)，生姜(1)，五味子(1)，甘草(1)	22, 26, 27, 28
そ	疎経活血湯 そけいかっけつとう	芍薬(2.5)，当帰(2)，川芎(2)，地黄(2)，桃仁(2)，白朮〈蒼朮〉(2)，茯苓(2)，牛膝(1.5)，威霊仙(1.5)，防風〈浜防風〉(1.5)，防已(1.5)，羌活(1.5)，竜胆(1.5)，陳皮(1.5)，白芷(1)，甘草(1)，生姜(0.5〜1.5)	138
た	大黄甘草湯 だいおうかんぞうとう	大黄(4)，甘草(1〜2)	8, 10, 42, 44, 47
	大建中湯 だいけんちゅうとう	膠飴(10〜20)，乾姜(5)，人参(3)，山椒(2)	6, 8, 10, 40, 42, 43, 45, 46, 47, 149, 155

	漢方薬	構成生薬	掲載ページ
た	大柴胡湯 （だいさいことう）	柴胡（6），半夏（4），黄芩（3），芍薬（3），大棗（3），枳実（2），大黄（1～2），生姜（1～2）〈生ショウキョウ（4）〉	6, 8, 50, 70, 98, 101, 149
	大青竜湯（煎剤） （だいせいりゅうとう）	石膏，麻黄，杏仁，桂枝，甘草，生姜，大棗	111
ち	竹筎温胆湯 （ちくじょうんたんとう）	半夏（5），茯苓（3），竹筎（3），柴胡（3），麦門冬（3），香附子（2），枳実（2），陳皮（2），桔梗（2），黄連（1），人参（1），生姜（1），甘草（1）	19, 27, 28
	治打撲一方 （ぢだぼくいっぽう）	川芎（3），桂皮（3），川骨（3），樸樕（3），甘草（1.5），大黄（1），丁子（1）	68
	調胃承気湯 （ちょういじょうきとう）	大黄（2），甘草（1），無水芒硝（0.5）	8, 10
	釣藤散 （ちょうとうさん）	石膏（3～5），釣藤鈎（3），陳皮（3），半夏（3），麦門冬（3），茯苓（3），人参（2～3），菊花（2～3），防風（2～3），甘草（1），生姜（1）	12, 51, 61, 63, 70, 84
	猪苓湯 （ちょれいとう）	猪苓（3），茯苓（3），沢瀉（3），滑石（3），阿膠〈ゼラチン〉（3）	8
と	桃核承気湯 （とうかくじょうきとう）	桃仁（5），桂皮（4），大黄（3），（無水）芒硝〈（無水）硫酸ナトリウム〉（0.9～2），甘草（1.5）	8, 41, 50, 71, 75
	当帰飲子 （とうきいんし）	当帰（5），地黄（4），芍薬（3），川芎（3），蒺藜子（3），防風（3），何首烏（2），荊芥（1.5），黄耆（1.5），甘草（1）	6, 52
	当帰建中湯 （とうきけんちゅうとう）	芍薬（5），当帰（4），桂皮（4），大棗（4），甘草（2），生姜（1）	8
	当帰四逆加呉茱萸生姜湯 （とうきしぎゃくかごしゅゆしょうきょうとう）	大棗（5），当帰（3），芍薬（3），桂皮（3），木通（3），細辛（2），呉茱萸（2），甘草（2），生姜（1）	55, 77, 79, 142, 149
	当帰芍薬散 （とうきしゃくやくさん）	芍薬（4～6），沢瀉（4～5），白朮〈蒼朮〉（4），茯苓（4），当帰（3），川芎（3）	8, 10, 51, 55, 56, 57, 65, 66, 68, 76, 79
に	二陳湯 （にちんとう）	半夏（5），茯苓（5），陳皮（4），生姜（1）〈生ショウキョウ（3）〉，甘草（1）	28
	女神散 （にょしんさん）	香附子（3），川芎（3），当帰（3），蒼朮（3），檳榔子（2），桂皮（2），黄芩（2），人参（2），木香（1），丁子（1），黄連（1），甘草（1）	8
	人参養栄湯 （にんじんようえいとう）	当帰（4），地黄（4），白朮（4），茯苓（4），人参（3），桂皮（2.5），陳皮（2），芍薬（2），遠志（2），黄耆（1.5），五味子（1），甘草（1）	20, 86, 87, 88, 89
	人参湯 （にんじんとう）	乾姜（3），人参（3），白朮〈蒼朮〉（3），甘草（3）	144
は	排膿散及湯 （はいのうさんきゅうとう）	桔梗（4），芍薬（3），甘草（3），大棗（3），枳実（2～3），生姜（0.5～1）	129, 130
	麦門冬湯 （ばくもんどうとう）	麦門冬（10），粳米（5），半夏（5），大棗（3），人参（2），甘草（2）	6, 10, 20, 22, 23, 24, 28, 118, 149
	八味地黄丸（八味丸） （はちみじおうがん　はちみがん）	地黄（5～6），山薬（3），山茱萸（3），沢瀉（3），茯苓（3），牡丹皮（2.5～3），桂皮（1），附子（0.5～1）	6, 8, 10, 50, 51, 55, 57, 87, 88, 138, 141
	半夏厚朴湯 （はんげこうぼくとう）	半夏（6），茯苓（5），厚朴（3），蘇葉（2～3），生姜（1～1.3）〈生ショウキョウ（4）〉	10, 20, 28, 58, 59, 91, 92, 93, 94, 116, 117, 118, 119

	漢方薬	構成生薬	掲載ページ
は	半夏瀉心湯 はんげしゃしんとう	半夏(5)，黄芩(2.5〜3)，乾姜〈生姜〉(2.5〜3)，人参(2.5〜3)，甘草(2.5〜3)，大棗(2.5〜3)，黄連(1)	32, 40, 112, 113, 114
	半夏白朮天麻湯 はんげびゃくじゅつてんまとう	半夏(3)，陳皮(3)，茯苓(3)，白朮(3)，天麻(2)，麦芽(2)，人参(1.5)，黄耆(1.5)，沢瀉(1.5)，黄柏(1)，生姜(0.5〜0.65)，［蒼朮(3)］，［神麹(2)］，［乾姜(1)］	140, 149
ひ	白虎加人参湯 びゃっこかにんじんとう	石膏(15)，粳米(8)，知母(5)，甘草(2)，人参(1.5〜3)	10
ふ	茯苓飲 ぶくりょういん	茯苓(5)，白朮〈蒼朮〉(4)，人参(3)，陳皮(3)，枳実(1.5)，生姜(0.8〜1)	118
	茯苓飲合半夏厚朴湯 ぶくりょういんごうはんげこうぼくとう	半夏(6)，茯苓(5)，蒼朮(4)，人参(3)，陳皮(3)，厚朴(3)，蘇葉(2)，枳実(1.5)，生姜(1)	35, 37, 93, 118
ほ	防已黄耆湯 ぼういおうぎとう	防已(5)，黄耆(5)，白朮〈蒼朮〉(3)，大棗(3)，甘草(1.5)，生姜(0.8〜1)	51, 132, 133, 134
	防風通聖散 ぼうふうつうしょうさん	滑石(3)，石膏(2)，黄芩(2)，桔梗(2)，甘草(2)，白朮(2)，大黄(1.5)，防風〈浜防風〉(1.2)，荊芥(1.2)，連翹(1.2)，麻黄(1.2)，薄荷(1.2)，川芎(1.2)，当帰(1.2)，芍薬(1.2)，山梔子(1.2)，(無水) 芒硝〈(無水) 硫酸ナトリウム〉(0.7〜1.5)，生姜(0.3〜1.2)〈生ショウキョウ(1.2)〉	8, 158
	補中益気湯 ほちゅうえっきとう	人参(4)，白朮〈蒼朮〉(4)，黄耆(3〜4)，当帰(3)，陳皮(2)，大棗(2)，甘草(1.5)，柴胡(1〜2)，升麻(0.5〜1)，生姜〈乾姜〉(0.5)〈生ショウキョウ(2)〉	4, 6, 8, 20, 28, 51, 54, 55, 91, 127, 140, 149
ま	麻黄湯 まおうとう	麻黄(5)，杏仁(5)，桂皮(4)，甘草(1.5)	17, 18, 19, 21, 142, 155
	麻黄附子細辛湯 まおうぶしさいしんとう	麻黄(4)，細辛(3)，附子(1)	6, 16, 19, 142, 149
	麻杏甘石湯 まきょうかんせきとう	石膏(10)，麻黄(4)，杏仁(4)，甘草(2)	19, 27, 28
	麻子仁丸 ましにんがん	麻子仁(5)，大黄(4)，芍薬(2)，厚朴(2)，杏仁(2)，枳実(2)	8, 42, 44, 47, 149
よ	抑肝散 よくかんさん	白朮〈蒼朮〉(4)，茯苓(4)，川芎(3)，当帰(3)，釣藤鈎(3)，柴胡(2)，甘草(1.5)	10, 57, 68, 70, 81, 82, 83, 84, 85, 100, 138, 139, 143, 149
	抑肝散加陳皮半夏 よくかんさんかちんぴはんげ	半夏(5)，白朮〈蒼朮〉(4)，茯苓(4)，川芎(3)，当帰(3)，釣藤鈎(3)，陳皮(3)，柴胡(2)，甘草(1.5)	83, 84, 98, 139, 140
り	六君子湯 りっくんしとう	人参(3〜4)，白朮〈蒼朮〉(3〜4)，茯苓(3〜4)，半夏(3〜4)，陳皮(2)，大棗(2)，甘草(1〜1.5)，生姜(0.5)〈生ショウキョウ(2)〉	4, 6, 8, 34, 35, 36, 37, 39, 41, 88, 126, 127, 142, 149
り	苓甘姜味辛夏仁湯 りょうかんきょうみしんげにんとう	茯苓(4)，半夏(4)，杏仁(4)，五味子(3)，乾姜(2)，細辛(2)，甘草(2)	6, 28, 110, 111
	苓桂朮甘湯 りょうけいじゅつかんとう	茯苓(6)，桂皮(4)，白朮〈蒼朮〉(3)，甘草(2)	53, 54, 55, 60, 140, 149
ろ	六味丸 (六味地黄丸) ろくみがん　ろくみじおうがん	地黄(5)，山薬(3)，山茱萸(3)，沢瀉(3)，茯苓(3)，牡丹皮(3)	6, 49, 50, 51, 75

漢方薬・構成生薬一覧表【凡例】

　本文や図表中に出てくる漢方薬について，構成生薬に対する理解を深めて頂き，漢方薬を使い分けたり，より安全に用いたりする目的で漢方薬・構成生薬一覧表をお示ししました。

　本書では，医師の処方箋に基づき用いられる「医療用エキス製剤」を主として取り上げておりますが，一部に煎じ薬や，処方箋なく入手可能な「一般用エキス製剤」についても言及しています。それらについては，漢方薬名称の後ろに次のように（　　）による注を添えてあります。

（一般用医薬品）：医療用エキス製剤がなく，一般用エキス製剤が市販されているもの
（煎剤）：医療用・一般用エキス製剤がなく，生薬を調剤してつくる煎じ薬として用いられるもの

　また医療用・一般用にかかわらず，エキス製剤がある場合には次の凡例に基づき構成生薬を示しています。なお，漢方薬本来の製法に基づいた散剤や丸剤は，国内において一般的ではないことから割愛させて頂きました。また，国内で市販されるエキス製剤のない「煎剤」についても，病態により処方量が異なることから，構成生薬を述べるにとどめ，用いる量の記載は省かせて頂きました。

- （　　）：通常成人で1日量のエキスに含有される原料生薬用量を示しています。国内における医療用漢方製剤は，方剤によっては10を超えるメーカーから市販されているものもあり，構成生薬やその生薬量はメーカーによって異なるため，

　甘草（1〜2）

　の形で表しています。単位はgですが表記を省略しています。

- 〈　　〉：白朮と蒼朮など，メーカーによって使い分けがなされている生薬については，

　白朮〈蒼朮〉（4）や 阿膠〈ゼラチン〉（2）

　の形で表しています。

- ［　　］：メーカーによって追加されている生薬については，

　［膠飴（10）］

　の形で表しています。

　各メーカーから市販されている漢方薬の構成生薬や生薬量を調べる際には，添付文書あるいは以下の公的サイトをご参照願います。

独立行政法人　医薬品医療機器総合機構
〈医療用医薬品の添付文書情報〉
 http://www.info.pmda.go.jp/psearch/html/menu_tenpu_base.html
〈一般用医薬品・要指導医薬品の添付文書情報〉
http://www.info.pmda.go.jp/osearch/html/menu_tenpu_base.html

（沼田健裕）

索 引

欧 文

B
BPSD *81*

C
CGRP *74*
COPD *22*

E
EBM *1*

F
Flammer 症候群 *56*

H
Helicobacter pylori 感染 *33*

P
PTSD *102*

和 文

あ
アレルギー性鼻炎 *108*
赤ら顔 *100*
足のつり *136*
安神薬 *100*

い
イレウス *42*
インフルエンザ *14*
胃酸分泌 *33*

胃食道逆流症 *116*
胃腸虚弱 *139*
胃腸障害 *157*
胃適応性弛緩障害 *33*
胃排泄障害 *33*
異常行動 *82*
遺伝的要因 *33*
易怒性 *82*
咽喉頭異常感症 *116*

う
うつ *116*
　　──状態 *97*

え
エキス製剤 *151*
エストロゲン低下 *74*
栄養状態の改善 *127*
嚥下反射 *91*

お
瘀血 *123*
悪心 *65, 113*
黄耆 *127*
黄芩 *50, 106*
黄柏 *50*
黄連 *50*
嘔吐 *31, 113*
遠志 *87, 89*

か
風邪の亜急性期 *19*
風邪の回復期 *20*

過敏性腸症候群　*38*

花粉症　*22*

咳嗽　*25*

　　——に対する漢方薬　*27*

肩こり　*48, 65, 67*

肝機能障害　*158*

間質性肺炎　*158*

乾性咳嗽　*24*

関節滲出液　*133*

感染性胃腸炎　*30, 33*

感冒　*14*

甘草　*32, 130, 137, 159*

漢方薬　*154*

丸剤　*154*

顔面紅潮　*49*

き

ぎっくり腰　*136*

気管支喘息　*22*

機能性ディスペプシア　*33*

起立性調節障害　*140*

起立性低血圧　*53, 54, 65*

偽アルドステロン症　*159*

偽薬　*12*

急性ストレス障害　*106*

急性ストレス反応　*106*

筋肉痛　*136*

く

くしゃみ　*109*

駆瘀血作用　*79*

け

下痢　*31, 65, 113*

　　——型　*40*

桂枝　*31, 127*

幻覚　*82*

こ

こむらがえり　*136*

誤嚥性肺炎　*90*

呉茱萸　*64*

五臓　*85*

抗アレルギー作用　*110*

抗炎症・鎮痛作用　*114*

抗菌作用　*114, 127*

抗酸化作用　*114*

交感神経興奮作用　*158*

高血圧　*48, 100*

　　——の随伴症状　*50*

膏剤　*154*

喉頭アレルギー　*116*

口内炎　*112*

更年期障害　*71*

更年期症状　*70*

興奮　*82*

さ

災害時医療　*142*

柴胡　*100, 106*

　　——剤　*100*

細辛　*16*

細胞性免疫賦活作用　*127*

散剤　*154*

山梔子　*50, 100, 161*

し

シノメニン　*134*

しびれ　*160*

地黄　*88*

実薬　*12*

社会的因子　*33*

瀉下作用　*159*

芍薬　*127, 137*

傷寒論　*154*

小児の腹痛　*139*

生薬　*151*

食後のもたれ　*35*

食後膨満感　*35*

食思不振　*35*

食欲不振　*160*

褥瘡　*125*

心窩部痛　*35*

心気症　*116*

心的外傷後ストレス障害　*102*

心理的要因　*33*

鍼灸　*146*

神経症　*98, 139*

診療ガイドライン　*1, 4*

す

頭痛　*48, 53, 56, 61, 70*

水様の痰　*25*

せ

センノシド　*42*

咳喘息　*22*

咳止め　*24*

石膏　*130*

川芎　*127*

煎じ薬　*151, 154*

そ

双極性気分障害　*96*

蒼朮　*127, 130*

た

大黄　*42*

大棗　*32*

単極性気分障害　*96*

ち

中核症状　*86*

腸管蠕動運動　*31*

腸管蠕動音　*40*

腸間膜静脈硬化症　*161*

陳皮　*87*

つ

痞え　*93, 113*

　──感　*35*

て

低血圧　*53, 56*

低色素性貧血　*55*

適応障害　*96*

と

湯液　*154*

当帰　*127*

統合失調症　*96*

動悸　*58, 160*

な

内臓知覚過敏　*33*

に

認知症　*81*

ね

粘性痰　*27*

の

のぼせ　*48, 65, 100, 160*

は

ハトムギ *121*

肺炎 *90*

排便障害 *42*

麦粒腫 *129*

鼻汁 *109*

鍼・マッサージ *147*

ひ

ヒト乳頭腫ウイルス *120*

冷え *53, 56*

　——症 *76*

皮膚症状 *157*

鼻閉 *109*

ふ

不安感 *59*

不安障害 *96*

不安神経症 *116*

不眠 *95*

　——症 *139*

附子 *16, 79, 141, 160*

副作用 *157*

副鼻腔炎 *22*

腹痛 *31*

茯苓 *127*

へ

変形性膝関節症 *132*

片頭痛 *55*

便秘 *42*

　——型 *41*

ほ

ホットフラッシュ *71*

ポリファーマシー *134*

補血作用 *79*

ま

麻黄 *16, 110, 130*

慢性炎症 *116*

慢性腎臓病 *51*

慢性頭痛 *55*

慢性疼痛 *138, 145*

慢性鼻炎 *22*

み

耳鳴り *48, 56*

め

めまい *48, 53, 56, 65, 70*

も

もたれ感 *35*

ものもらい *129*

ゆ

疣贅 *120*

よ

ヨクイニン *120*

抑うつ *65, 87*

ら

ランダム化比較試験 *3*

れ

冷感 *77*

ろ

ロタウイルス *32*

編著

髙山　真（たかやま しん）
東北大学病院総合地域医療教育支援部・漢方内科准教授

【略歴】
1997年 宮崎医科大学医学部　卒業
1997年 山形市立病院済生館
1999年 山形県立新庄病院 内科
2001年 石巻赤十字病院 循環器内科
2010年 東北大学大学院医学系研究科　卒業
2010年 ミュンヘン大学麻酔科ペインクリニック
2011年 東北大学大学院医学系研究科　先進漢方治療医学講座
2012年 東北大学大学院医学系研究科　総合地域医療研修センター
2013年 東北大学病院　総合地域医療教育支援部・漢方内科
2016年 東北大学大学院医学系研究科　漢方・統合医療学寄附講座（兼任）

論より証拠の
漢方処方

定価（本体4,000円＋税）
2018年　4月 30日　第1版

編　著　髙山　真
発行者　梅澤俊彦
発行所　日本医事新報社　www.jmedj.co.jp
　　　　〒101-8718　東京都千代田区神田駿河台2-9
　　　　電話　03-3292-1555（販売）　03-3292-1557（編集）
　　　　振替口座　00100-3-25171
印　刷　ラン印刷社

© Shin Takayama 2018 Printed in Japan
ISBN978-4-7849-4760-7 C3047 ¥4000E

• 本書の複製権・翻訳権・上映権・譲渡権・公衆送信権（送信可能化権を含む）は（株）日本医事新報社が保有します。

JCOPY 〈（社）出版者著作権管理機構 委託出版物〉

本書の無断複写は著作権法上での例外を除き禁じられています。複写される場合は、そのつど事前に、（社）出版者著作権管理機構
（電話 03-3513-6969, FAX 03-3513-6979, e-mail:info@jcopy.or.jp）の許諾を得てください。